思想觀念的帶動者

文化現象的觀察者

本土經驗的整理者

生命故事的關懷者

心靈工坊 PsyGarden

Holistic

探索身體，追求智性，呼喊靈性
攀向更高遠的意義與價值
是幸福，是恩典，更是內在心靈的基本需求
企求穿越回歸真我的旅程

頭頸自由，身心自在

亞歷山大技巧入門

How to Learn the Alexander Technique

A Manual for Students

芭芭拉・康樂伯 Barbara Conable
威廉・康樂伯 William Conable — 著
余麗娜 — 譯　劉美珠 — 審閱

CONTENTS

推薦序一

亞歷山大技巧——正確的身體使用

國立台東大學 身心整合與運動休閒產業學系
劉美珠 教授

看到余麗娜老師寄來的翻譯手稿，我的第一個反應是：「哇！真不簡單！」、「太棒了！想認識亞歷山大技巧之身體構圖（Body Mapping）的人，有福了！」帶著喜悅又惶恐的心，接下了這個審稿的工作，也很感恩，讓我有機會再次閱讀這本書。

1994年（哇！24年前），我在美國俄亥俄州立大學音樂系選修了由威廉・康樂伯（William Conable）開的亞歷山大技巧課程，這本《頭頸自由，身心自在：亞歷山大技巧入門》就是課堂上所使用的教科書。修完一學期的課之後，威廉開了先例，允許我能夠每一學期都去旁聽（因那門課有人數限制，不能旁聽的）。當時（1994-1998）我暑假都到麻州接受身心平衡技法（Body-Mind Centering®，簡稱BMC）的訓練課程，每次回俄州都會和他分享我在BMC學校的學習心得，而成為了好朋友。我曾多次參加威廉和本書作者芭芭拉・康樂伯（Barbara Conable）的亞歷山大技巧工作坊，也領略過芭芭拉清楚、明確、嚴肅又幽默的教課方式，當時就覺得芭芭拉的這本書很棒，非常適合初學亞歷山大技巧的人來閱讀，也很想將它翻譯成中文，但礙於文字內容繁多豐富，個人沒有時間及足夠的能力來進行而作罷。後來，芭芭拉又出了《音樂家的肢體開發》（*What Every Musician Needs to Know about the Body*）一書，它是一本好書，文字少、圖片豐富，學習者透過視覺圖像就能在腦海中建構身體地圖，不只是音樂人，所有要學習正確操作身體動作的人，都可以使用這本參考書。於是和威廉討論後，就決定先翻譯那本圖文書，並多次請老師確認內文及想法，學習到很多。現在看到這本《頭頸自由，身心自在》也翻譯成中文了，內心是興奮的、激動的、有感觸的、有懷念的，感謝麗娜老師用心完成本書的翻譯工作。

本書清楚地提出了人們常見身體錯誤使用的習慣，也解釋了阻礙身體流暢表現的原因，如向下拉住（Downward Pull）、脊椎法則（Laws of the Spine）等。她也提出了實務改善的方法，包括身體構圖（Body Mapping）、克制（Inhibition）、手扶椅背姿勢（Hands on the back of chair），企圖幫助人們回到自然、流暢的身體，找回自由、舒服的感覺。如何呼吸更順暢？如何說話更輕鬆？如何唱得更自由？如何舞得更自在？如何安全又有效率地從事各項運動？還有改善睡覺休息品質、面對舞台恐懼、走出凌虐和暴力……等，作者都提出了一些值得參考的想法；也與其他身心技法做比較，告訴讀者如何選擇亞歷山大技巧的老師，更對表演者提出許多實務的方法來提升動作的表現。雖然簡短扼要，但句句都提出重點，讓人省思又不失幽默（就如她教課的風格）。而就如大家所知，在運動訓練和要求上，有志者都著重於精準、控制、力量、速度、爆發力和耐力，通常都以超負荷、重量、強度、反覆、忍耐、吃苦，作為訓練的主軸，但卻鮮少人教導如何找到自由、流暢、舒服、省力的方法。對此，芭芭拉就提出許多確實可行的方法，提供了動作學習和訓練的另一思維，讓我們在探索與運用身體的層面上，有了更多的可能性。只要修正了腦海中的身體構圖，不僅可減少因過度訓練所造成的疲勞、疼痛及傷害，甚至能提高動作的效率和表現，以更流暢、更省力且更安全的方式來完成動作，也讓我們重新思考對待身體的態度，以及能夠和它工作的方式。

自從於美國完成身心學博士學位回到台灣，我開始推展身心教育的觀念和方法，並應用在各類動作的教學上，深受亞歷山大技巧的影響，曾以身體構圖發表了數篇研究論文，也在體育界提出了「身體再教育」（Body Re-education）的概念。後來，我全心投入於BMC教師的學習，豐富了我更多身體構圖的內容和深入探索的可能性。而當我再次閱讀此書時，發現本書身體構圖方式和BMC雖有些許差異，但都是提供我們重新拜訪身體、認識身體、學習與身體對話的好方法。

本書譯者的文字精準、簡潔，對待翻譯文字的態度嚴謹，讓人敬佩。學習到很多，感恩！

■ 推薦序二

亞歷山大技巧——人生的標準配備

澳洲亞歷山大技巧認證教師、長笛演奏家
彭建翔

什麼是亞歷山大技巧

亞歷山大技巧的宗旨，是教人們如何重拾天賦的身心能力，讓我們回歸最自然且有效率的協調性。這個方法最核心的精神就是獲得頭、頸、背部的平衡與輕鬆狀態，如此一來，所有的身體動作都會變得協調有彈性，甚至精神和心理狀態都會變得專注且放鬆。

這個技巧的發明者顧名思義就是亞歷山大先生，全名為斐德烈克．馬提爾斯．亞歷山大（Frederick Matthias Alexander）。他原是莎士比亞獨白劇的演員，受到演出後聲音容易沙啞的困擾，在遍尋醫療協助卻無法根治的情況下，發現其實是他演出時發聲方式不當所造成，於是決心使用鏡子為輔助，研究自己發聲的問題並改善沙啞的情況。

當他比較自己平常及演出時說話模式的不同時，他有了三項重大的發現，第一是他會抬頭、後頸緊縮，第二是會用力壓低喉嚨，第三是有明顯的吸氣聲。這些發現讓他明白維持頭頸的平衡是輕鬆發聲的第一條件，之後他又陸續發現背部肌肉緊縮及腳趾抓地板等多餘的身體緊張也伴隨著他的演出，於是漸漸推演出身心為一整體、無法分割的重要觀念。

在一連串的發現與覺察、不斷嘗試如何才能有效改變身心的慣性之後，他歸納出許多原則及方法，並訓練其他人也成為亞歷山大技巧教師，讓此技巧得以流傳至今，使今日的我們能繼續受惠於這項神奇的發現。

身體地圖方法的特色

本書作者為美國亞歷山大技巧資深老師，有鑑於許多學生因為對於自身身體結構有許多錯誤觀念，導致身體的誤用，造成許多不適症狀，於是衍生出「身體地圖」教學法。在她的亞歷山大技巧教學中，強調正確解剖學的觀念，讓學習更具象，因此本書除了闡釋亞歷山大技巧之外，輔以許多肌肉骨骼的解剖相關圖文，對於初步接觸身心學或亞歷山大技巧的讀者會很有助益。

怎麼動很重要嗎？

亞歷山大技巧剛發明時，大多是音樂家、舞蹈家、演員等必須精確運用身心的表演藝術工作者需要學習，一般人需求不大。但是現代生活步調快、資訊爆炸、壓力大，大部分人的注意力都集中於外在事物，且身體活動少，勞心較多，身心協調的本能逐漸消失，導致許多身心疾病產生。也許相對於表演藝術者，一般人的日常生活，不需要這麼高度的身心協調性，但是相信每個人一定都希望每天皆可身體輕鬆、心情愉快地過日子，亞歷山大技巧就是在幫助我們如何掌握一些原則和方法，讓我們脫離身心沉重的舊習慣，享受舒適的身心狀態。其實學習怎麼動，就是一種學習放鬆的方式，如同更新自己的身心驅動程式。大多數的學習者覺得，學習亞歷山大技巧後，相較過去更能掌握自己的身心狀態，令他們十分感動。

亞歷山大技巧在台灣

我2006年剛學成回國時，台灣幾乎沒有人聽過亞歷山大技巧，國內老師也只是屈指可數。當時身心學領域仍不算是個顯學，但由於許多老師及專業人士在此領域努力不懈地耕耘，目前台灣身心學領域相關的發展可說已進入了起飛的階段。亞歷山大技巧的中文書籍也陸續出版，至今已大約有七、八本之多，皆各有特色，讀者受惠之餘，此技巧也漸漸為人所知，同時也代表一般大眾對於身心健康的重視，以及正確觀念的提升。

今年三月，我們在台北成立了第一所中文的亞歷山大技巧教師資格訓練學校（完成三年訓練後即可成為國際認證合格的亞歷山大技巧教師），期望在未來能有更多新血投入、更多相關出版作品和課程能在台灣發展，使亞歷山大技巧能讓更多人受惠，大家的健康更提升。

中文版作者序*

非常開心和感激，歡迎我的《頭頸自由，身心自在》繁體中文版問世。這本書在我的國家和其他地方幫助了許多人，將英國演員和學者亞歷山大的發現運用在他們的生活上，讓他們的動作維持平衡穩定，並且在行動中保有深刻的覺察。這本書對於學習亞歷山大技巧的獨特貢獻是，將「身體構圖」應用在學習上。取得自己的身體地圖（是的，我們都有一幅身體地圖，在我們的腦袋裡），然後一一修正和完善頭部、脊柱和四肢的定位，是吸收亞歷山大的領悟最有效方式。

台灣人有著出色學習者的名聲，這也是我在私人課程和工作坊中有幸成為你們的老師所體驗到的。你們掌握資訊而不會扭曲資訊，而且懂得把今日之所學連結到過去學習的一切，這是讓人佩服的心智技巧。我毫不懷疑你們會發揮這項才能學習這本書封面與封底之間的一切。

雖然我自己的生涯最常投入的是協助樂手和演員避免受傷和提升表現，但這本書適用於從事任何活動的每一個人。你會發現強化的動覺是在「螢幕前」做事有成效的關鍵，這是人類最新的挑戰。面對螢幕時保持身體的清醒，培養肌肉的自由度、動作的效率，以及平衡。你可以設定電腦程式提醒你常常改變姿勢，包括有時候站起來。選擇符合人體工學的良好坐姿，學著利用坐姿達到最大利益，例如上上下下移動椅子變化一下。

希望你在運用亞歷山大技巧與身體構圖來探索和達成目的的過程中，體驗到無上喜悅。

---

*編按：作者三篇序皆由許琳英翻譯

1992年修訂版作者序

寫書就像生娃娃。你需要熟悉自己生下來的是什麼。我生產了這份手冊，而且我有一年多一點的時間去發現它的好處。我期待它會對學員有助益，而不只是實現了我的希望。我的學員裡面，真的在生活中用上這本書、反覆閱讀、在書上畫線或寫下問題、把書帶到課堂的學員，的的確確學習得比較快，而且似乎對自己的學習有充分把握。其他許多教授亞歷山大技巧的老師告訴我，他們的學生也是如此。這本手冊對於駐地課程的學員以及在研討會上買書的人都有幫助。

我在寫書時並沒有預期，有些學生在通曉亞歷山大技巧的音樂老師的工作室學習，也用得上這本手冊。結果顯示，在這個領域這本書的助益非常大，因為這些老師對於亞歷山大技巧和它對自己的益處太瞭解了，不能守住這個祕密不傳授學生。但是工作室的老師不懂得如何跟學生分享亞歷山大技巧衍生出來的領悟，即使有些是最基本的體會。結果，當這些學習音樂的學生閱讀了這份手冊，而且吸收了其中的觀念，即使沒有機會上過亞歷山大課程，也成為優秀得多的音樂學生。我沒有預料到這點。我是為固定上亞歷山大課程的學員寫這本書，但不會去爭論顯然可見的成功。一些音樂學生在懂得身體奧祕的老師的工作室學習，這本書的確幫助了他們。於是我心裡想著，得為這些老師和學生改頭換面修訂這一版。

學員使用這本手冊的經驗更加確認了我的信念，由威廉・康樂伯（William Conable）發展出來的「身體構圖」是學習亞歷山大技巧的必要輔助。我在寫作上有意分別處理亞歷山大技巧和身體構圖，因此，我原本想要和康樂伯為教授亞歷山大技巧的老師和其他老師合寫一本關於身體地圖的書。這本手冊的學員經驗改變了我的想法。我相信我們可以在這本書納入所有關於身體地圖的必要知識，讓最需要的人，也就是我們的學員，掌握這個概念。

這個決定另一項動機是，我耳朵裡迴響著史蒂芬・米切爾（Stephen Mitchell）受《道德經》啟發的道理：「思考要簡單」。身體地圖與亞歷山大技巧共有的精妙之處，就是極簡。我發現當身體地圖的概念以簡單直接的方式表達時，人們會根據自己的需求擴充和發揮這個概念。歌手需要精確和詳細的呼吸地圖，陶藝家不需要，不過陶藝家最好詳詳細細瞭解手腕。歌手和陶藝家都需要的是深刻瞭解首要控制，有了愈來愈詳細和精準的身體地圖，就比較容易恢復首要控制。

第三版作者序

這個版本最大的改變是把原先演員、舞者和樂手專章裡面跟每個人都相關的所有資訊併入前幾章。專屬於演員、舞者、樂手的素材則保留在原來的章節，現在成了附錄。我做此改變，是因為我知道了如果不是演員、舞者和樂手，大部分人不會閱讀這些章節，不論裡頭的資訊可能是多麼相關，例如，關於呼吸！我希望這樣的更動會讓每位讀者更方便取得所有資訊。

除此之外，我重寫了幾乎每一頁，以反映關於這本書我從別人身上獲得的學習、忠告和回饋。在早先的版本，我請讀者提供我如何改寫的建議，好讓這本書對亞歷山大技巧的學員和老師愈來愈有助益。許多人回應了，有人寫了一兩句，也有人寫了許多頁的分析和建設性的批評。我非常感謝如此親善的協助，我也採納了，即使也許看起來似乎沒有完全採用。有些人希望我在書裡面多談談「克制慣性」，因為他們瞭解克制是亞歷山大技巧非常核心的部分，一本書不談克制就不可能是關於亞歷山大技巧的著作。我同意克制是建設性意識控制的關鍵成分，而且克制的概念和實踐出現在這本書的每一頁，甚至是身體地圖的章節。沒有吊銷不精確的舊地圖，我們不可能建立起精準的地圖。克制的概念和實踐就在此。我嘗試在這個版本中讓這點更清楚明確。

我見識到人們使用這本書轉化了自己，轉化了他們的經驗。怎麼樣是好好利用了這本書？假設你在1995年7月買了這本書。如果這本書跟做夢紀錄、日記和度假照片放在一起常駐架子上，在1997年7月這本書看起來會是什麼樣子？翻得破破爛爛。有折角。畫線。用好幾種顏色強調重點。滿滿是筆記、問題和答案。滿滿是心智地圖和素描。滿滿是從其他亞歷山大技巧相關書籍中抄過來的引言，還有釘書針釘上或迴紋針夾住的圖片。這本書可能看起來是舒適且快樂的安居之地，像你的家，以及你的身體。我希望你舒適而且快樂地學習。

我現在寫這段文字是在2004年的9月，正是我同意芝加哥「GIA出版公司」的經銷合約之時。我充滿喜悅與感激之情簽署合約，主要是因為我非常尊敬GIA的大夥們，跟他們以新的方式成為夥伴，讓我興奮無比。我毫不懷疑，我們的合約會讓之前可能找不到書的人找到這本書。這令我開心，因為多年來我聽了許許多多精彩的故事，告訴我這本書帶來的益處。一位女士跟我說，UPS的送貨員送書給她時，激動地告訴她，如果不是朋友送他這本書，他今日就無法工作了。他送一箱一箱的貨物時飽受背痛之苦，到達幾乎要辭職的地步。當他從這本書學習到工作時如何正確動和正確坐時，就不再疼痛了。

知道這本書幫了人們多大的忙，讓我深深滿足。希望對你，新讀者，這本書也有莫大的益處。

——芭芭拉·康樂伯

Chapter 01

歡迎學習亞歷山大技巧

這本手冊是設計來幫助你學習亞歷山大技巧的，請放在身邊隨時參考、瀏覽、琢磨、享受。

亞歷山大技巧是簡單而實用的方法，
能讓動作輕鬆、自由，
增進身體的平衡、支持力、柔軟度、協調能力。
它能提高身體的整體表現，
因此是演員、舞者、音樂家重視的工具。
練習亞歷山大技巧可以增進並提高動覺的靈敏度，
使我們有流暢、靈巧的身體控制能力來展現動作，
而非僵硬地控制身體。
它提供一個方法，
藉由改善全身的使用，
來改善局部使用（例如聲音或上下肢）。

以下是亞歷山大技巧的原理，也有人稱之為亞歷山大的發現。

「首要控制」(primary control)
首要控制是人體內在天生的平衡、支持機制。
它確保人能不費力地直立，
動作有支持基礎，並且流暢。
接下來我們會明白，
不論是動或不動，首要控制有賴於—
頭和脊椎之間保持或恢復動態關係。

「向下拉住」(downward pull)
照理說，人保持直立應該不需費力，
為什麼那麼多人直立時卻感到費力的呢？
原因在於，我們干擾了身體內在天生的平衡以及支持的根源。
我們把一種緊繃模式強加到全身而損害了「首要控制」。
亞歷山大把這種緊繃模式稱為向下拉住。

「建設性的意識控制」(constructive conscious control)
亞歷山大瞭解到，是有可能用意識
來克制這種強加上去的緊繃模式，

也就是他稱的向下拉住。
若能有意識地跟首要控制配合，
並且有意識地發揮首要控制的功能，
這樣就可以恢復動作的優雅和平衡，
站坐之間都能輕鬆自在。

你可能和許多學員一樣，心裡想說，用「控制」這個字眼很奇怪。如果你真這樣想，不妨查一下英文字典，或許對你有幫助，它就是這樣幫助我的。控制（Control）這個英文字，我在字典上找到好幾個定義，除了強調主宰（domination）或命令（command），還包括引導（guidance）和調整（regulation）。我相信，亞歷山大當初心裡想的是建設性的意識引導，或是建設性的意識調整，也就是有意識跟內在豐沛的支持力量合作。

我把亞歷山大的發現規整為「人類動作定律」（Laws of Human Movement），它們合乎科學意義下的定律，人人通用，不會改變。我認為定律可以分為兩條。

I. 頸部肌肉慣性緊繃，導致全身可預期且無可避免的緊繃。
要解除全身緊繃，必須先解除頸部肌肉的緊繃。
II. 動作中，當頸部是自由的，則頭帶領，身體跟隨。
說得更精準些，頭帶領，脊椎依序跟隨。

接下來我們會仔細檢視這些定律，你會確實瞭解怎麼一回事。

人類動作定律I

頸部肌肉慣性緊繃，導致全身可預期且無可避免的緊繃；
要解除全身緊繃，必須先解除頸部肌肉的緊繃。

動作能否自由、輕鬆，這些頸部肌肉（圖1.1、1.2）是最重要的肌肉群。動的時候，如果緊繃頸部肌肉，全身會隨之緊繃。身體

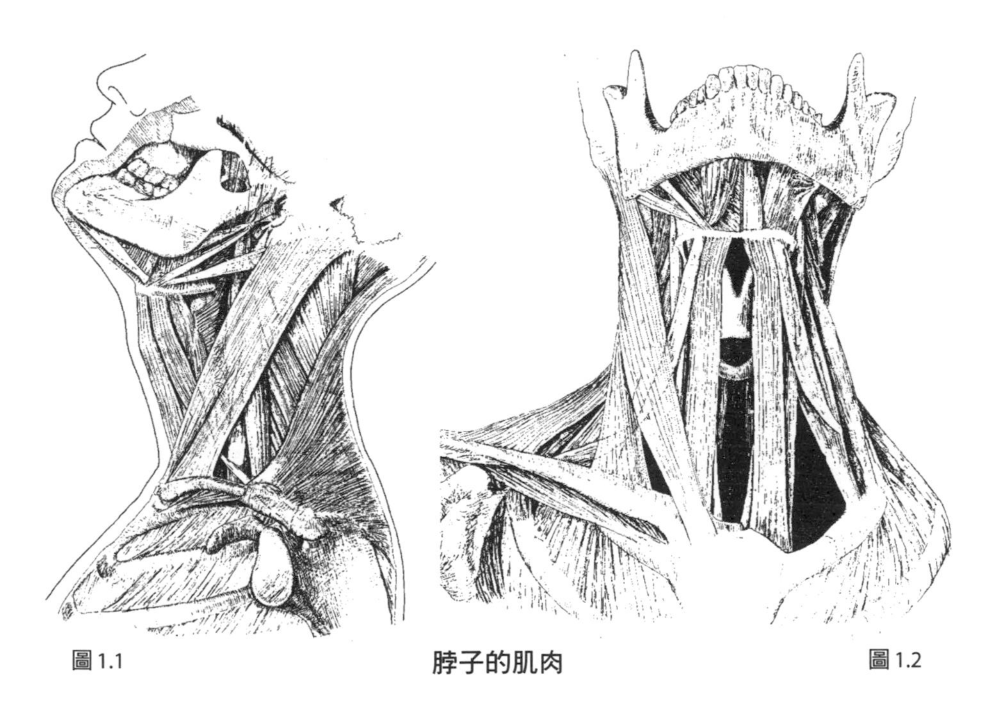

圖1.1　　脖子的肌肉　　圖1.2

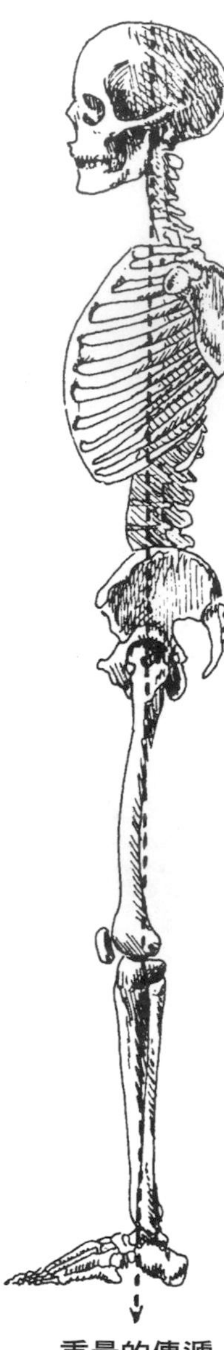
重量的傳遞
圖 1.3

裡沒有其他肌肉有這樣的威力。如果你緊繃身體其他的肌肉群，例如腹肌或臀肌，身體會去遷就那個局部的緊繃，那個遷就是每個人特有的，會因人、因情境而有所不同。但是如果你緊繃頸部的肌肉，全身上下都會緊縮，那種緊縮所呈現的樣子以及感受，每個人都一樣。這種回應頸部肌肉慣性緊縮的全身緊縮，就稱為「向下拉住」。

為什麼動作中頸部肌肉的狀態會決定全身肌肉的狀態？有兩個原因：

（1）頸部的緊繃，會扭曲骨骼系統中骨頭與骨頭之間的休息關係（rest relationship），損害骨架有效傳遞重量的能力。

（2）頸部的緊繃，會干擾不隨意肌肉對自主動作的支持。

檢視重量在骨架裡的傳遞路徑，就很容易理解第一個原因。注意，頭部的重量居中擺在脊椎承重的部位，也就是脊椎的前半部（從側面看，可以看到脊椎的後半部是神經系統的居處，不是用來承重的）。注意看，重量通過脊椎的頸椎和胸椎的曲線往下傳遞，進入肋骨和骨盆之間用來承重的大塊脊椎骨（即腰椎），然後重量通過髖關節，繼續通過膝關節、踝關節，從踝關節通過足弓，最後進入地面。這是美妙而有效率的結構。（圖 1.3）

這個結構是有效率的，直到（或是除非）我們緊繃住頸部肌肉，這時它的效率就受到損害了。由於頸部肌肉是負責頭部動作的肌肉，又因為緊繃的肌肉會縮短，所以當我們緊繃住頸部肌肉時，頭跟脊椎之間輕鬆穩定的休息關係就被破壞了，接下來就有一連串的身體代償。典型的情況就是上半部脊椎往後垮，使得壓力落在下背部，而為了解除下背部的壓力，骨盆通常會後傾，這會把髖關節拉向前，腿部變得緊繃，膝和踝都不輕鬆了。這一連串的代償導致走路的樣子改變，以及直立變得費力，連帶手臂結構跟脊椎之間的休息關係也扭曲了（之後我們會詳細檢視

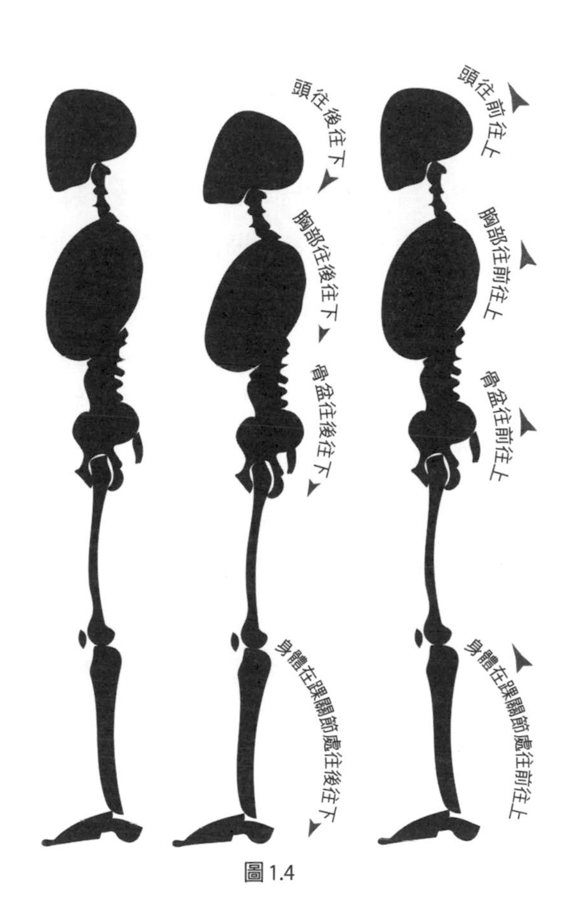

圖 1.4

變形的情形)。以上所描述的整個身體的緊縮,我們稱為向下拉住。(圖1.4)

這種整體緊縮模式源自於頭跟脊椎關係的改變,因為縮短的頸部肌肉牽動了頭,且緊縮變成慣性,使得頭頸之間回不到休息關係。這種扭曲對頭部動作的品質是個大災難,因為頭和脊椎保持在休息關係時,頭往任何方向移動都是最輕鬆的。事實上,頭部的活動能力會依頸部肌肉緊繃的程度而受限。

我們來看看頸部肌肉緊繃時,頭跟脊椎的關係是怎麼改變的?頭 ① 被拉到脊椎前面 ② 比較接近地板 ③ 於此同時頭往後傾。

亞歷山大說到頭部錯誤使用時,指出了頭的兩個動作:② 往下向地板,和 ③ 頭往後傾,但沒有指出 ① 頭整個被拉到脊椎前面。指出頭被拉到脊椎前面,這一點很重要,因為學員知道,為了恢復與脊椎的休息關係,頭應該朝前朝上,但有時他們感覺到頭相應於脊椎會整個往後移,而覺得自己好像做錯了。他們沒有做錯,反而是有注意到頭的動作相應於脊椎,而不是僅僅把後傾的頭往前移。瞭解我說的嗎?

再扼要地說一次:頸部肌肉狀態之所以決定全身肌肉狀態,第一個原因是,慣性緊繃的頸部肌肉扭曲了我們的骨骼架構,於是在某種程度上妨礙了重量傳遞的效率。為了彌補失去的效率,身體出現代償作用,使我們在直立時覺得費力。

頸部肌肉狀態之所以決定全身肌肉狀態的第二個原因是,身體姿勢的支持力量被「向下拉住」抵銷了。首位證實這種抵銷支持作用的學者，是美國波士頓塔夫茨大學的法蘭克．瓊斯（Frank Pierce Jones），讀者可以參考他的專書（見附錄），以及他在醫學和科學期刊上發表的諸多論文，後者即將由理查．布朗（Richard Brown）編輯出版。其他科學家也仿效瓊斯的研究，繼續深入，以期完全解開身體的姿勢機制（postural mechanism）。相關的科學資訊我在這兒就不多說了，你很容易在其他管道取得。畢竟在那些研究人員所證明的事實裡，我們關切的是實際應用的部分。

實際而根本重要的發現是：肌肉的活動有兩種類形——自主和非自主。自主的活動我們可以直接體驗，例如提起手臂伸出去拿一杯水時，我知道自己正在移動手臂，同時明顯覺知手臂移動的感覺，也就是手臂有動作。但是我伸手去拿杯子時，通常無法直接感覺到維持身體直立的不隨意肌肉的活動，而是身體的支持感、平衡感、心跳或呼吸，讓我間接知道不隨意肌肉的活動。如果人們要感受所有不隨意肌肉的活動，例如心臟的跳動，或是橫膈膜的升降，那我們的感覺會多到無法應付難以承受。

問題來了。亞歷山大稱為「向下拉住」的緊繃模式，會干擾、抵銷，或對抗不隨意肌肉的運作模式，減弱它們的支持。不隨意肌肉的運作模式通常是延長（lengthen）我們的身體，尤其是與脊椎有關的部位。「向下拉住」卻會縮短身體，結果造成直立時得費力，許多人卻習以為常，誤以為代償所花的力氣是直立時所需的。一般人太習慣費力保持直立，因此初嘗到自孩童時期之後再也沒有體驗過的不費力直立時，有時覺得好像會跌倒。

更糟的是，失去不隨意肌肉的支持，自主動作的品質在某種程度上會變差。以伸手拿杯子為例：如果支持身體的肌肉能自由流暢地回應動作，我會感到平衡、有支持，就覺得伸手拿杯子這個動作簡單又輕鬆。否則，我會隱約覺得身體吃力，並且覺得伸手拿杯子這個動作超乎尋常地費力。

所以我們可以用一句話來說明亞歷山大技巧的目的：學習善用骨骼結構的最佳優勢（就是亞歷山大所說的力學優勢），還有發揮不隨意肌肉的最大功能，以支持各種自主動作。

人類動作定律II

動作中，當頭部是自由的，則頭帶領，身體跟隨。

說得更精準些，頭帶領，脊椎依序跟隨。

「頭帶領——脊椎跟隨」模式，是所有脊椎動物共同的模式，在自然界隨處都可以觀察到。我發現，以動物的動作來舉例子，一般人最容易領悟這件他們早就知道的事。你記得躺在地板上休息的貓咪是怎麼起身的嗎？最先動的，是貓咪的頭，動作位置在頭跟脊椎連接的那個關節（記住，只有關節能動，所以如果頭要動，一定動在關節處，就是頭連結脊椎的那個關節）。接著有一股波動瞬間沿著貓的脊椎下去。這股動力發生時，可以看到貓的脊椎明顯延長，貓的背部似乎醒過來，這時貓的腿才加進來，四肢自然而然跟著充滿動力的脊椎動起來。接著無論貓往哪兒去——躍上沙發、跳下沙發、埋頭喝水、跟另外一隻貓咪戲耍打滾、在屋角磨蹭、拱起背部，全都是頭帶領脊椎，所有其他動作都在這個首要動作持續進行的脈絡下發生（亞歷山大最先用「首要動作」，後來改為「首要控制」）。如果你能清晰想像貓的動作，就能掌握自己的「首要動作」，得到亞歷山大技巧要帶給你的內在自由。

想想看，你有沒有在人的身上看過同樣的動作。毫無疑問，你在優秀的運動員、舞者、音樂家身上看過這個「首要動作」。這些人在垂直移動中同樣啟動了對動作的反射支持，只不過貓是橫向啟動，但一模一樣。那樣的支持、那樣的延長，讓人的動作跟我們所艷羨的動物一樣，有著同樣的優雅和渾然一體感。

要不然來看嬰兒爬吧。我喜歡學員帶嬰兒來上課。我們可以觀察嬰兒，看她的小腦袋在前領導，身體跟隨著，而且我們可以跟著嬰兒爬。我寫這段文字的前一個星期，在曼菲斯州立大學教學，那天運氣好，有個媽媽帶了她十個月大的寶寶來教室。寶寶那天心情愉快，熱切、興奮地到處爬，很快爬到教室中間，二十位舞者圍在寶寶四周模仿她的每一個動作。寶寶被逗樂了，爬得愈發起勁，舞者們也模仿得不亦樂乎。寶寶給這些年輕舞者紮紮實實上了一堂課，教導她們身體的優雅與自由從何而來。寶寶的現身說法，比我教導幾個小時的效果還好。嬰兒的「首要控制」沒有被反方向收縮禁錮。

我看見，舞者從嬰兒身上學習到更信任自己的身體。我看見，舞者明白她們的身體裡面也有嬰兒的動作組織、支持能力，那些都是可以釋放出來的。舞者學習到，她們可以有意識地跟不隨意肌的運作模式合作，有意識地體驗到那個模式是能帶來強大的動力，以延長脊椎。課程進行到後來，舞者發現，踮腳、屈膝之際如果能順著那股動力，動作就會輕快、有組織，而且能輕鬆地導入下一個動作。

一般人在解放「首要控制」的模式時，有時會因為意識到慣性的力量而氣餒。我告訴他們，可以挫折，但不要氣餒，因為不管習慣的力量多強大，總比不上「首要控制」的力量。「首要控制」讓兩隻450公斤重的北極熊在3公尺高的峭壁上彷彿沒有重量，我親眼在聖路易斯動物園見到這個景象。無論你緊縮的習慣有多長久，都不會比你內在天生的「首要控制」長久——你在母親體內幾個星期之後就有了這個機制。而且神奇的是，就算有幾十年反方向收縮的慣性，「首要控制」也永遠不會損壞。它等在脊椎裡，就像冬天的花苞，等待陽光一照，花就開了；「首要控制」也在等待你的智慧之光。亞歷山大的弟弟亞伯特（Albert Redden Alexander）曾說：「耐心，堅守原則，它就會像個大花椰菜整個展開。」

陷阱

想想你記得的冒險故事。主角克服了多少危險，在得到獎賞之前經歷了多少誘惑、陷入多少困境、對抗了多少頭巨龍或惡魔。在解放自身「首要控制」的探險過程裡，除了先前提到的氣餒之外，只有一個主要陷阱，就是想去做什麼，而不是讓它自由。如果不是鬆開脊椎、任其延長，而是想用類似伸手取杯這種自主動作去延長脊椎，結果會適得其反：不是自由，反而是僵硬；沒有延長，而是強烈伸展的感覺；不是輕快，反而是束縛；沒有支持，反而是費勁；不是自由自在，反而是擺弄作態（噁）。如果發現自己正這麼做，放掉。去動物園逛逛，或吃一球冰淇淋，或讀讀懸疑小說，之後再回到這件事，重新思維。

重新學習「首要控制」時，確實有做些什麼，但這個做，是某種精微複雜的做。你要做的，是合作。你要自願地、百分之百有意地跟身體內在天生的支持系統合作。所以也是「無為」（non-doing）。對於你要合作的動作模式，你無能為力，如同你無法操控自己的心跳。「首要控制」內建在生理結構的最深層，這讓我聯想到《詩篇》第139篇，「在我母腹，祢塑造了我」；我的「首要控制」在我母腹時即與我同在。我們的任務是，恢復原來的樣子；我們的目標是，再次回到純真。

下面有幾張照片，可以看到亞歷山大恢復「首要控制」之後的優雅。注意看，他的身體輕鬆自在，直立時毫不費力。從孩子身上也可以觀察到同樣的質感。孩子的「首要控制」是初始的純真，亞歷山大是恢復純真。

要避免落入「做」的陷阱，關鍵要訣就是意圖（intention）。如果你的意圖是自由，如果你的意圖是恢復脊椎的組織和支持能力，如果你的意圖強大又清楚，你就會辦到。意圖的力量會帶你度過任何做過頭的傾向。英文字典把意圖定義為「下定決心完成某事或達成某個結果」。如果你心裡決意要實現自由和找到支持，你就會辦到。

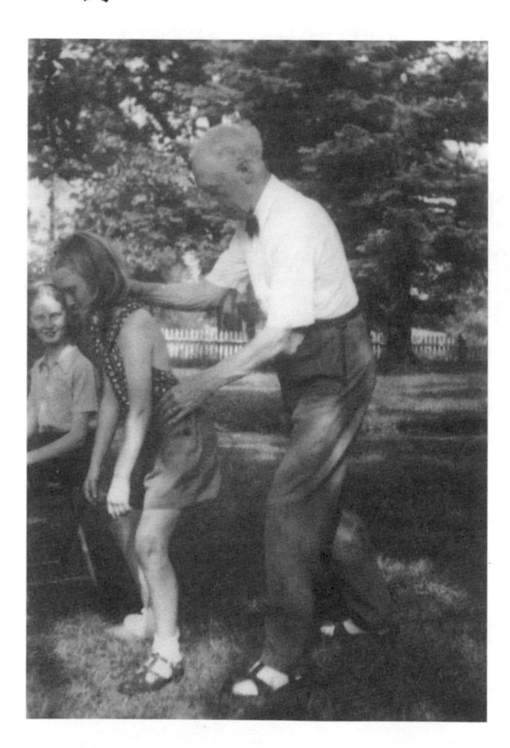

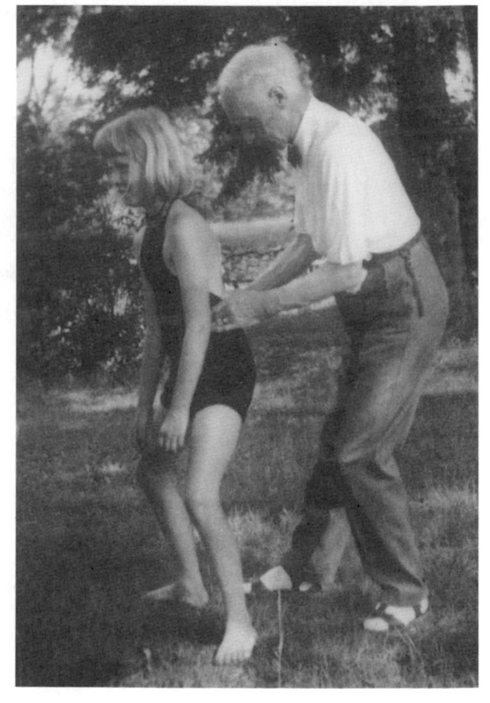

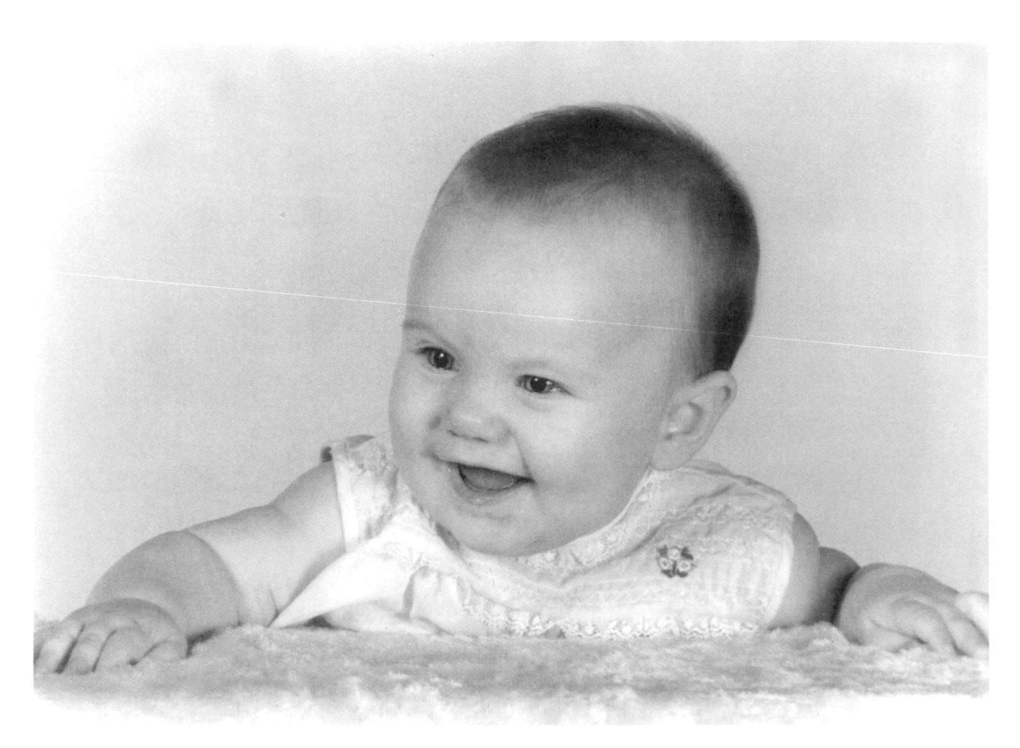

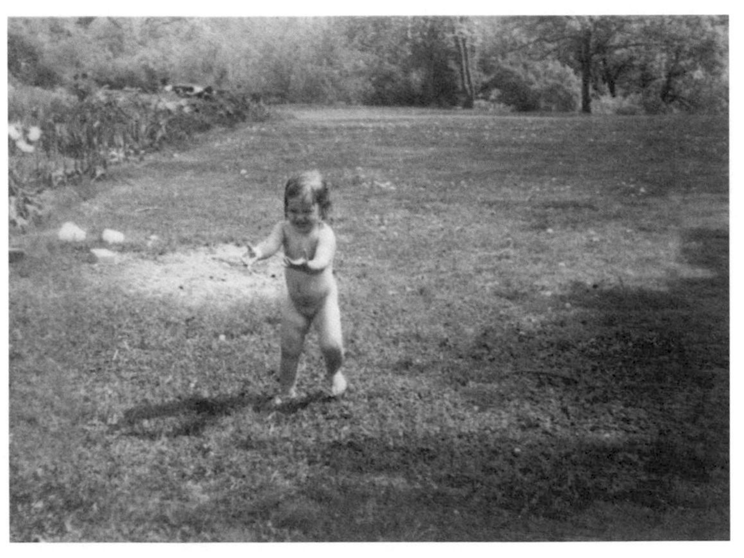

亞歷山大的著作

想知道亞歷山大是如何發展出這套技巧的，最好的來源就是他的著作。亞歷山大寫了四本書，愛德華・梅索（Edward Maisel）把四本書編輯成一冊，書名《亞歷山大技巧：亞歷山大精選集》（*The Alexander Technique*：*The Essential Writtings of F. M. Alexander*）。我推薦這本選集。原著很長，一般讀者看這本選集就差不多了。

我從亞歷山大的著作《生活中的宇宙常數》（*The Universal Constant in Living*）當中，摘錄一段論首要控制的段落，讓你欣賞一下亞氏的書寫風格。

我在實驗各種使用自己的方法，想要改善發聲器官的功能，因而發現了頭頸關係的某種使用方式，以及頭頸跟軀幹和其他組織部位的關係。以我自己為例，如果有意識而且持續採用那些方式，就一定能建立整體使用自己的方式，由此培養最佳狀態來提升各種機能、器官及系統的功能。我發現，從局部的頭頸關係的使用開始練習，就可以構成整體機制的首要控制，包含控制生物組織裡的各種作用，而當我干擾了首要控制的使用方式，我的整體功能水準總是會連帶下降。這讓我明白，自己找到了一種方法，可以藉由它來判斷我們使用自己的方式是否對身體的整體功能有不良或好的影響；

評量標準在於，使用自己的方式是否干擾了「首要控制」的正確使用。

Chapter 02

向下拉住

「向下拉住」是全身的緊繃模式，源頭在於頸部慣性緊繃。眼睛為了遷就長期往後掉的頭，眼睛會稍稍改變視線，因而有一部分長期被蓋住。下顎變得僵硬，並且張開往前突。舌頭往後收，喉嚨緊繃。頸椎的脊椎骨擠壓在一起，壓迫神經和血管，容易造成緊張型頭痛。呼吸受損，活力下降，肋骨的活動能力減低；呼吸的動作變得不順暢。脊椎活動能力受限，在動作中失去延長及依序活動的能力。內臟器官受壓迫。手臂結構扭曲。肩胛骨彼此拉近，背部變窄，胸部也凹陷，使得鎖骨往下、往內，也就是說，我們把前胸、後背都變窄了。上手臂往外扭，手肘的旋轉功能受到影響，在手腕造成拉力，手變得緊繃。同時整個背部縮短、變窄。腰部因為縮短不得不往前或往後。臀部肌肉縮短，迫使髖關節不得不往前。骨盆底不舒服地往上緊縮，大腿外旋，使得膝受壓迫，造成小腿肌肉緊繃，脛骨和腓骨之間的區域變硬。小腿無法和足弓垂直，使得重量不得不落在足跟，甚至落在腳掌。足部扭曲，足跟拉向內側，足部前端往外扭轉。通常到了這個地步，讓我們走路保持彈性的反射作用不見了。腳趾變得不靈活。

學員大可以問：「為什麼我們會有『向下拉住』的現象？」就我所知有不同來源，包括模仿父母或師長、內心害怕、想減少感受或情緒、痛苦的反應、挫敗感或沒有價值感、面對不如意時的身體機制、避免暴力的方法，以及感覺渺小等。法蘭克．瓊斯認為「向下拉住」是慣性驚嚇反應；身心學者湯瑪士．漢納（Thomas Hanna）似乎也這麼認為（可參考其著作《身心學》〔*Somatics*〕）；有些人認為是嬰兒時期提早直立造成的。

如今動物行為學家、人類學家及其他一些學者，有興趣研究支配和屈服這些態度的生理現象和姿勢動作，比如垂頭、縮肩、視線下垂等。或許人類習慣做出屈服的姿態吧。

身體為什麼會形成「向下拉住」的現象——這個問題非常重要，將來會有人找出肯定的答案，可能就是你。

Chapter 03

脊椎法則

四大要領：

I. 一定由頭帶領

II. 脊椎骨一定要依序跟隨

III. 動作中脊椎一定要延長

IV. 動作應當平均分配在脊椎各個關節

I. 一定由頭帶領

可以把頭想成是脊椎頂端極為複雜的一節脊椎骨，老天讓它大一點，是為了要容納大腦、眼睛、耳朵、嘴巴，以及臉部表情。用頭來帶領這個機制，背後是經過幾百萬年的演化，甚至可以追溯到前脊椎動物的演化。威廉・康樂伯在介紹亞歷山大技巧的演講中曾說：「你分辨得出哪一頭是蠕蟲的前端嗎？」生物從圓形軀體延伸為長形以後，就是用頭來帶領身體。了不起的解剖學者雷蒙・達特（Raymond Dart）說：「所有的無脊椎動物，從環節蠕蟲、毛毛蟲，到甲殼類和昆蟲，以及所有的脊椎動物，從魚到人，全都是線狀形體。」(《平衡之道》〔*The Attainment of Poise*〕)。觀察每一種動物時，可以學著用身體中央動力的觀點去看。當頭帶領、脊椎跟隨，這時所有的動作都有動態的組織與支持，就是這種組織和支持，讓動作極為美妙、協調。

有人認為頭應當由頭頂來帶領。不對，不是從頭頂帶領；想從頭頂帶領的人通常會變得僵硬，而不是自由。頭的帶領動作發生在頭跟第一節頸椎相連接的關節，用比較有深度的說法，就是枕骨與寰椎的交接處。頭部的所有動作就是在這個關節發生的。頭帶領脊椎延長，跟頭帶領脊椎動作是一樣的。

II. 脊椎骨一定要依序跟隨

頭如果沒有發揮帶領的功能，就沒有辦法讓整條脊椎依序動作。你可以就此刻的坐姿立即驗證。假設你要把軀幹前彎在大腿上方。如果你是由頭帶領，而你的脊椎沒有哪些部位因緊繃而僵硬，那麼你會體驗到脊椎一節一節依序前彎下去。如果你的脊椎某些部位是僵硬的，你還是可以體驗到脊椎依序前彎下去，只是會越過僵硬的部位。現在重複前彎的動作，但不讓頭帶領，注意觀察，自己強制身體哪個部位發動前彎動作，很可能是下背部，而動作是一團糊塗，導致脊椎縮短。

前彎之後要回正。回正時，頭啟動脊椎延長，脊椎從底部依序往上回正。如果你不明白，請再讀一遍，並反覆實驗，直到明白。我不知道要怎樣才能說得更清楚，要不然去觀察幼兒的動作順序吧！所有幼兒都是這樣回正的。小腦袋瓜往前、往上，脊椎跟隨，所以整條脊椎延長，這讓幼兒從脊椎底部的脊椎骨一節一節往頂端回正。貓也是這樣，頭啟動，脊椎瞬間延長，這個動作啟動了從尾端到頭部的脊椎動作，讓貓掌伸上了茶几。

觀賞舞者整條脊椎靈活的延長，從尾端依序往頂端回正，那真是視覺享受。少了脊椎從頂端到尾端的首要動作，從尾端到頂端這個次發動作是沒有章法的，通常很難看。

III. 脊椎一定要延長

脊椎在動作中到底是延長還是縮短？你可別聽信我的話，你必須自己觀察再觀察，實驗加探索，胡亂嘗試一番。這個領悟值得你多方嘗試來瞭解。

IV. 脊椎彎曲的動作應當平均分配在脊椎各個關節

要是沒有遵守這條法則，脊椎的警報器就會響起，脊椎警察會開一堆罰單給你。假設你坐在書桌前讀書，頭和頸往前彎，這時前彎的動作大部分都集中在頸椎和胸椎的交接處。看完書，你的斜方肌累慘了，你會非常僵硬，頸部更緊繃，而且頭和脊椎連接的那個關節的活動能力降低了。現在換個方式，如果你把動作平均分配給脊椎骨，那麼整個軀幹在書桌前會形成一條輕鬆的弧線，嗯，覺得不錯吧。我稱之為書桌瑜伽。這對你有好處。

Chapter 04

自我評量範例

這個簡單的範例幫助我的學員評量自己的學習進展。下面有一條往兩端延伸的橫線，愈往左表示愈緊繃，愈往右表示愈自由。

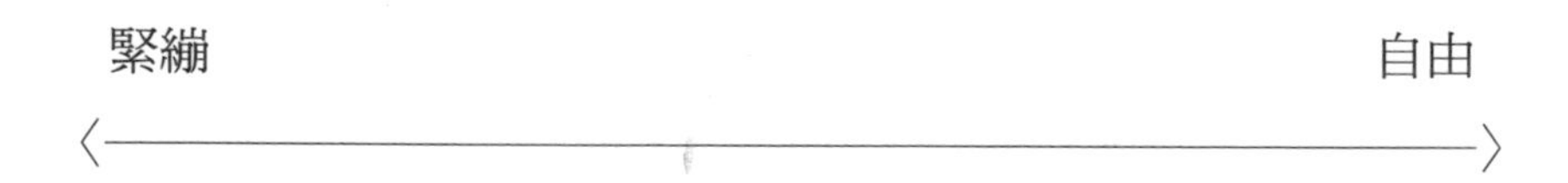

可想而知，來學習亞歷山大技巧的時候，沒有人會處在連續線上的某個點，而是處在連續線上的某個範圍之內，表示有時會緊繃一些，有時會自由一些。

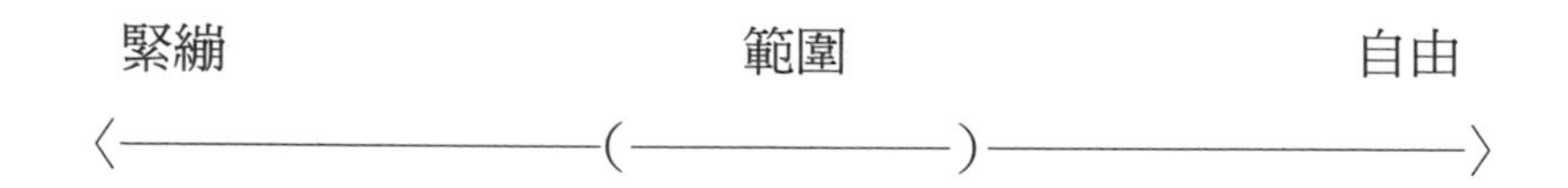

學員會運用策略調整自己的範圍。在學習過程中，範圍會改變，應當會變寬。

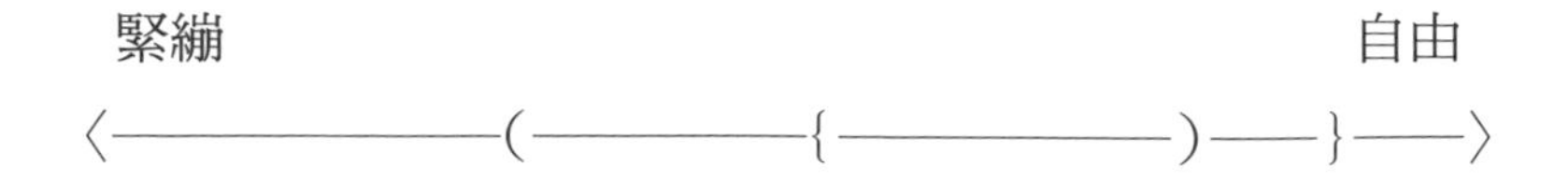

學員會發現某些緊綳不見了，再也沒出現。學員說：「從前我拿起雙簧管要吹時，整個上半身總是緊綳的，雙簧管拿到半途，嘴就迫不及待的湊上去。現在不會這樣了，我從從容容把雙簧管拿到嘴邊。」從前的緊綳可能落在連續線左邊的（和｛符號之間。同時這位學員還提到有新的自由狀態。「通常參加低音管演奏時，我的肩膀總是又痠又痛。但昨晚我參加低音管演奏時，我的肩膀整晚沒有一點事。」這個新的自由落在連續線右邊的）和｝符號之間。

這種評量方式讓人安心，因為是記錄自己的經驗範圍，就不會一直焦慮問「我達到目標了嗎」，而且它關注的焦點是在策略，學員能放心地在連續線上調整自己目前的狀態。這種評量的優點在於把目標放在慢慢實驗，逐漸解放，而不是以達標為目的。

這種評量方式還有一點讓人安心，這一點對某些學員特別重要。你可以不需要改變左邊（符號的狀態，只管從左邊的｛往右邊的｝符號持續進步。這表示容許學員保留舊習慣，如果他有需要，仍然可以選擇舊習慣。這種學員最後可能有下面的結果：

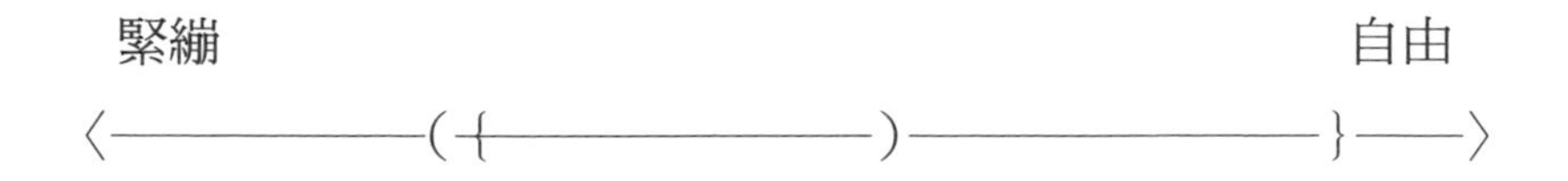

對受益於這樣選擇的學員來說，舊習慣有其意義，某些時候他可以選擇回到舊習慣。有時學員告訴我，舊有的緊縮模式讓他覺得有保護作用。有位年輕男學員說：「和朋友在一起或吹法國號的時候，我喜歡自己那股從前沒有的自由感覺。但是聖誕節回家時，我的身體立刻又向下緊縮，這可以讓我有安全感。我覺得我爸要是看到我全然輕鬆又挺拔的模樣可能會扁我。」這位年輕人在這些場合身體需要向下拉住。後來他發現，刻意做出向下拉住，跟不知道自己處於這種狀態，兩者是不同的體驗。以後他可以有足夠的信心來測試自己的危機意識了，如果輕鬆自由的樣子真的會惹惱他爸爸，沒問題，他知道自己可以隨時做出向下緊縮的樣子。

音樂家從緊繃演奏轉換到自由演奏的過程中，同樣需要容許自己回到熟悉的策略（尤其是表演的場合），直到真正吸收新的身體使用方式。我告訴他們，真正有信心達成流暢控制之前，情況需要時，儘管使用僵硬的控制方式。通常在學習初期，新舊兩種現象都會出現，沒關係。如果演奏時有現場錄影，學員可以反覆觀看，看看自己做了什麼，是怎麼做到的。

你可以利用書上的空白處畫一條連續線，記錄自己往自由方向進展的軌跡。提供視覺回饋給大腦來增加你的動覺回饋。大腦因為有回饋而活躍。

Chapter 05

亞歷山大老師如何使用手

亞歷山大老師是用雙手進行教學的。我必須在一開始就區分教學和治療，這是至關緊要的觀念。或許你在上亞歷山大課程之前，接觸過不同類的手療專業。因此你對手技的印象是治療，但是除非你加上新的觀念——用手教學，否則可能會妨礙你學習亞歷山大技巧。用手治療的專業有按摩治療師、整骨師、整脊師、靈氣治療師等等之類。在報稅單上他們通通跟醫師歸在同一個職業欄，醫師也是用手治療病患，例如用針縫合傷口。亞歷山大老師的職別不在醫師欄，是在教師欄，跟音樂老師、舞蹈老師、高爾夫球教練、網球教練等等在同一欄，這些專業常常需要用手教學。亞歷山大老師跟這些老師一樣，教學時有各種溝通方式：口說、視覺輔具、模仿、示範、鏡子、書本，以及用手。

治療成功與否，有賴於治療者的專業、治療方法是否恰當，以及治療技術是否可靠。醫師治療失敗有可能被暫停執業；醫師有醫療責任，病人不負法律責任。但在學院裡，是學業不佳的學生被退學，老師不必為學生的成績負法律責任。我這個比喻直截了當。因為學習的效果主要取決於學生的意向，因此仿效病人態度和行為的消極學生是學不好的。

學員啊，學習要積極，要仿效亞歷山大當初發現這套方法的精神，不斷觀察、質疑、實驗。克制你的舊習慣，等待更深刻的反應出現。新的反應出現時，跟它合作，讓聰明的大腦完全發揮能力來學習，學到骨子裡，就像學習新的語言一樣。帶著輕鬆愉快的心情來學習，如同去上有興趣的烹飪課。

另外，從老師所尊崇的「倫理規範」篇章，也可以看出亞歷山大技巧的師生關係不是醫病關係，它是教師的規範，不是治療者的規範。你可以寫信給美國亞歷山大技巧協會，或國際亞歷山大技巧協會，索取亞歷山大老師的倫理規範，網址附在〈如何選老師〉那一章。

Chapter 06

動覺：學習亞歷山大技巧時如何使用動覺

為了輕鬆愉快學習亞歷山大技巧，需要瞭解自己正在使用的感官模式。上繪畫課時，主要是用視覺；上音樂課時，則是用聽覺；而學習亞歷山大技巧時，會使用一種特別的感官——動作的感覺。差別在哪兒？在大部分的文化裡，父母會告訴你聽到的是什麼、看到的是什麼，直接教你藍色和綠色、大聲和小聲是不一樣的，可是大概不會告訴你什麼是動覺，也不會直接教你分別緊張、自由、平衡、不平衡這些基本的動覺。

我們都說五官，事實上，人有六種感官。除了視覺、聽覺、觸覺、味覺、嗅覺之外，還有動作的感覺，比較學術的說法是動覺（kinesthetic sense）。動覺告訴你關於身體的訊息，例如身體的位置、大小、是否在動，如果正在動，是哪兒動，怎麼個動法。這些資訊相對於視覺裡的顏色、深淺、形狀，或是味覺裡的鹹、甜、苦。

我們做一個簡單的實驗，來確切明白什麼是動覺。把手舉到頭上方，你看不到自己的手。注意喔，你完全沒有做我們一般稱為感覺的這件事，但是你知道手放在哪裡，還可以詳細描述手的位置，五根手指間的相關位置，以及跟手掌的相關位置，手和頭的相關位置、手和地板的相關位置，手腕是否彎曲。現在動動手指，注意，你知道自己的手指是怎麼動的。你可以說出手指什麼時候開始動，什麼時候停止動，動的速度，動的順序，手掌是不是有一起動，是哪些關節在動。現在想像你的小指延長10公分。注意，如果真的變長了，你是從身體裡面知道它變長了。你不需要看。

手放下來之前再注意另外一件事。看著你的手，注意，你開始用眼睛作為知道手部訊息的主要來源。從身體裡面意識到手部位置的那種感覺消退了。現在用你的觸覺做同樣的實驗——不再看手，把手伸直，去感覺它。注意，你如何開始靠第二隻手來告訴自己第一隻手在哪兒！

我們偏好使用其他感官勝過動覺，不知是反映了文化上的偏見，還是內建的感官等級差別。我猜是文化因素。畢竟連名稱都沒有的感官，何來訓練可言。有名稱、有練習方法的感官，例如視覺，我們很容易學習；但是沒有名稱或沒有受過訓練的感官，我們很難跟它打交道。

再來看看其他動覺現象。首先注意，你可以跟運用其他感官一樣，運用動的感覺構成任何大小範圍或複雜程度的形態。我所謂的形態，是指你最初的、原始的樣貌，也就是任何時刻你的意識內容，以及意識的組織方式。手舉過頭時，你的意識很容易侷限在手，而沒有包含手臂、軀幹、腳等身體其他部位。你的左腳可能在那兒扭來扭去，或者膝蓋不舒服，可能你都不知道，因為你的注意力沒有在那兒。但是注意喔，你的動覺可以是多麼地完整全面。找到剛才伸在上面的那隻手，不管它現在放在哪兒，注意它的位置。現在把手的注意力擴及手臂，然後擴及雙臂，再擴及軀幹，加上頭、兩腿，這麼一來，你全身都在你的覺知之內。現在找出手跟全身的相關位置，並且注意自己可以用非常複雜而有趣的方法，在整體裡持續注意局部跟局部的關連。

這種在整體中注意局部的能力，是輕鬆學習亞歷山大技巧的關鍵，因為在技巧中，我們注意到頭平衡在脊椎上時我們要做什麼。當頸部自由，頭在脊椎上找到平衡時，我們需要能夠感覺到全身是如何改變的。我們需要能夠讓所有的關節都調整到平衡的位置。

還有注意，動覺使用起來是不費力的，跟使用其他感官一樣。如果請你看身邊牆壁的顏色，你會怎麼做？你只要把注意力轉向牆壁，毫不費力就看出牆壁的顏色。又或者請問你此刻聽到什麼聲音？你把注意力放到聽覺，毫不費力就聽到之前完全沒有覺察到的聲音。同樣地，如果現在請你找出右腳的動覺，你只要調動意識，把注意力轉到右腳，毫不費力就感覺到它，而且是立即感覺到它。

還有，如果你剛好也在看、在聽，不會妨礙你繼續注意動覺。因此你能同時注意到牆壁、聲音和腳。沒有一次只能做一件事這回事。事實上，我們可以同時做許多事。有些專業工作者同時間意識中發生的事數量驚人。我想到交響樂團的指揮。想想指揮家，她要揮舞動作，指出節拍，平衡小提琴和中提琴，提示定音鼓的節拍，並且告訴雙簧管「不對，不對，要升G」，於此同時，她整個身體的表達是清醒的，否則樂團沒辦法體現音樂的活力或音樂所需要的情感。這不是在意識中快速從一個項目掃描到一個項目。沒辦法的。當然你可以掃描，但是像指揮這種事，用掃描的方式是做不好的。你的意識似乎是以同心圓的方式組織的，事項之中有事項，而整體之中有個不斷流動的焦點。

如果我們之前沒有這種能力，透過亞歷山大技巧就可以發展這種能力，幫助我們輕鬆地、持續地把身體的感覺帶進意識。許多有這種體驗的人形容為猶如回到家，在家裡有一種解放感，我們再度存在於身體。原來我們要努力的，不是去感覺身體，而是不用去感覺它。

我們學著活在綜合感官濃湯裡，視覺如洋蔥，聽覺如大蒜，加上動覺紅蘿蔔和觸覺馬鈴薯，以及味覺和嗅覺的調味香料。這種家常口味滋味豐富，大多數的人都喜愛，藝術家更是不可或缺。藝術家若是沒有這份意識，會是專業生涯中的嚴重缺陷。

在亞歷山大技巧中如何使用動覺

「有什麼感覺嗎？」有些亞歷山大老師會避開這樣的問題，我不會，因為我相信學員的體驗是她最棒的回饋。假設我引導學員的動作以解除她的「向下拉住」模式，並增加她的反射支持。我可能問她：

師：這樣有什麼感覺嗎？

生：嗯，感覺好一些。有點難形容。

師：摸索一下。我們起初也都不知道怎麼描述動覺，因為沒人教過。

生：嗯，確實覺得輕鬆一點，我的兩邊肩膀沒那麼緊了。我的肩頸部位幾乎總是痛的（她用手搓搓上背部），可是現在不痛了。

師：你還注意到什麼嗎？

生：我覺得變高了。

師：多高？

生：嗯，我覺得大概高出15公分。

師：你覺得真的有長高15公分嗎？

生：哎呀，我真的有變高一點啦，因為之前太龜縮了，但沒有15公分那麼多啦。

師：是啊。

生：我還覺得身體有往前傾。

師：你真的覺得自己有往前傾嗎？

生：嗯，我知道自己習慣把重心往後放，因為我的頭太往前了。

師：照一下鏡子。

生：（她側身站在鏡子前）呵，我站得很直耶（她咯咯笑）。雖然我自己覺得好像往前傾，可事實上我的身體看起來還有一點往後傾。

師：你想為什麼會這樣呢？

生：可能是之前太習慣往後傾了。

師：是啊。

生：我想回到之前的站法，這樣我可以看清楚自己的習慣姿勢。可是我擔心自己調不回來。

師：好啊，沒問題，如果有需要我會幫你。

生：（她回到慣性姿勢，身體變短，重心往後，以對抗頭往前伸的拉力。）哎呀，真難看，我看起來又矮又胖……真不敢相信自己的身體這麼往後傾……難怪我的下背會痛，那兒的壓力真大……我一直試圖用夾縮來擺脫這個姿勢（她夾縮骨盆），有一點幫助，不過兩條腿變緊了（她把骨盆的角度調來調去，做了一個鬼臉，聳聳肩）……我討厭它垮在那兒（咯咯笑）。

師：再探索一下——你已經意識到你的舊習慣了。

生：（眼睛離開鏡子）我想這個樣子比實際身高要矮些。

師：是啊。

生：這樣縮著，把兩邊的肩胛骨都拉靠近了。

師：對呀。

生：我想要改變這種姿勢。

師：好啊，怎麼改？

生：（她挺直身體，做了個鬼臉）

師：有什麼感覺嗎？

生：像是被拉上來的。

師：看起來也是這樣，還有什麼感覺？

生：我的肩膀又痛了，而且腿是緊的。

師：為什麼會這樣？

生：我不是那麼清楚，不過我想我做的動作跟在你引導之下做的很不一樣。

師：怎麼不一樣？

生：嗯，我是用力強做出來的，你引導的時候我是不知不覺滑動上去的。

師：你還知道什麼？

生：我自己是用背推上來的，可是你引導的時候，我們是從頭部開始的。

師：沒錯。這兩種方式差別很大。依照你的身體設計，你是要用頭帶領動作的，這個動作模式天生就在你身體裡面。

生：(她向下縮)我再試試。(她又是從背部中央開始推)哎呀，不對，這是老習慣。等一下（她再縮下去，思索了一會兒，然後用頭帶領動作輕鬆的往上移動）就是這樣！這樣好多了！

師：你怎麼知道？

生：因為很輕鬆啊，而且跟先前一樣感覺很好。

師：怎麼個好法？

生：我覺得變高了，但不是用力伸拉出來的。

師：還有什麼？

生：肩膀比較不痛。

師：為什麼？

生：好像我頭往前，上背部就會往後，肩膀卡在中間，好像有兩股相反的力量在那兒對拔(咯咯笑)。

師：是啊，我看是這樣。

生：這一定是我拉小提琴會那麼累的原因了。

師：沒錯，身體那麼緊縮，再增加拉小提琴的工作，當然會累。身體喜歡拉小提琴，但身體討厭緊縮成一團去拉小提琴。拉小提琴的工作項目裡，沒有緊縮身體這一項。

生：不過，我仍然覺得往前傾。

師：你覺得自己前傾多少？把它做出來。

生：(她往前傾幾公分)啊，這才是前傾的位置（笑)。

師：你看，如果你先前已經在這個位置，就沒辦法再往前傾了。

現在回到平衡的位置。

生：（她從前傾直接回到老習慣）哎呀，過頭了（她調整到平衡位置）。這裡很容易做過頭。

師：是啊。

你看，這位學員已經開始用有助於自己的方式分析、運用自身的動覺經驗了。早期亞歷山大就是這樣摸索的。女學員用了「縮」（scrunch）這個動覺字眼來指出自己的身體經驗，這個字的意思跟「向下拉住」約略相同，不過她清楚知道自己說的是什麼，也足以表達當下的身體經驗。我初次聽交響樂時，只會說「很好聽」。現在我能用更繁複的語言了，例如處理得像指揮家塞爾的風格，或巴洛克風格，或是走調了。日後女學員會找到繁複的動覺詞彙，目前「縮」是不錯的表達，能讓她檢視自己的動覺狀態。

注意，女學員在明白身體動覺的過程中，有些地方顯示出她的動覺感受是不可靠的（關於感官之不可信任這一點，亞歷山大在其著作中著墨甚多）。例如她感覺自己變高15公分，事實上她僅僅變高一點點。由於從前習慣往後傾，因此當她調到平衡位置時，覺得自己是往前傾的。我跟她解釋，這只是感官在調整適應新的狀態，就像管弦樂團在調整適應高一點的La。很快地，直立就是直立的感覺會出來。一個人一旦有了相關的動作體驗，能區別動作之間的差異，動覺的修正就非常快。如果在一開始就能聽到大和弦與小和弦的聲音對比，之後就比較容易認出小和弦。這也是為什麼我鼓勵女學員進到真正前傾的角度，讓她有不同的動覺參考點。

但是話說回來，有些地方她的感覺絕對可以信賴。她完全知道自己什麼時候比較輕盈、比較自由，或比較輕鬆或平衡，或比較有支持、比較舒服。我還從來沒有碰過學員分辨不出這些動覺的質感。因此在學習之初，我鼓勵學員在檢視動覺經驗時，專注在這些質感上。不管學員做對還是做錯，他的動覺經驗對他來說，都是很有用的回饋。我跟他們說：「如果覺得自己比較輕盈、比較輕鬆、比較自由、比較平衡、比較有支持、比較舒服，那就對了！」只要跟「首要控制」合作，發揮身體天生設計的功能，我們就能有這樣的感受。而緊縮與「首要控制」相悖，會讓我們感覺比較沉重、比較緊繃、比較費力、不平衡、沒有支持，或不舒服。一般情況是這樣，個別情況也是這樣。

我期望女學員課後能繼續像這樣探索。這種探索方式我稱為自由探索，而愈能自由探索學員學得愈快。在評量自己的教學成果時，我不再以學員離開教室的樣子，而是以學員再回到教室的樣子。許多課後勤於練習的學員，再回來上課時，可見到明顯的進步。亞歷山大說：「如果你跟我一樣經歷了這些建設性的摸索，那麼，我會的，你也都會。」差別只在於，現在的學員在練習時受益於當年亞歷山大自由探索的所有成果。

動覺僅是身體覺知當中的一種元素

身體的覺知包含許多元素，動覺是其中一種，而我在這兒特別強調動覺，是因為學習亞歷山大技巧時動覺非常重要。當然，在生活中以及在藝術表現上，其他的身體覺知元素同樣重要。所以我現在要把動覺放到這個更大的、必要的身體覺知脈絡中。

身體另外一種覺知能力是觸覺。觸覺自然是在皮膚，不管是冷熱、壓擠（來自衣飾）、質地等等，人的觸覺感受差別很大。有時候音樂家太依賴觸覺而成為障礙。比如說，有些鋼琴師幾乎全靠手觸摸琴鍵的感覺，對手的動作感覺幾乎降到零，如果我要求他們的手離開琴鍵，用同樣的手法對空彈奏，他們會感覺非常奇怪，幾乎是詭異。對於這樣的鋼琴師，平衡觸覺和動覺的經驗非常重要，這樣他才能辨別自己按壓琴鍵的力道，否則他按壓琴鍵的力道總是太過。小提琴手剛好相反，有些小提琴手對琴弦的觸覺體會太少。詢問之下，往往發現他們小時候學琴在手指還沒長出繭之前，由於手指按壓琴弦很痛，因而學著麻木或忽視手指在琴弦上的觸覺。如今觸覺的麻木成為演奏上的障礙，因為失去了對琴弦的敏銳觸覺，也就失去了表現悅耳顫音的可能。

有些演員的表演富有觸覺質感。他們演戲時碰觸自己的方式，強化了角色的表現程度，碰觸道具的方式也能傳達出訊息，好像感受到場景的各項元素。例如，我要李爾王感覺風和雨刮在臉上，當觸覺和動覺結合、皮膚和肌肉都醒過來時，奇妙的事就在舞台上發生了。

我發現觸覺發達的人，就算動覺能力尚待開發，在學習亞歷山大技巧時還是頗有優勢。這種人的身體有自我界線感，同時跟外在世界有連接感，這種能力對他很有幫助，尤其是他的觸覺印象如果能快速轉譯成動作反應的話，幫助更大，例如練習時跟隨老師雙手的引導而動作。

其他

本體感受（proprioception）

我本來跟其他人一樣（包括治療師敏岱爾〔Arnold Mindell〕），使用「本體感受」，也把它放在本書的前一版內容中。這個詞是個百寶袋似的詞彙，除了動覺和觸覺之外，也包含了所有的身體感受（神經語言訓練的工作者用「動覺」一詞囊括所有的身體感覺）。我知道有些人用「本體感受」這個詞的意思和用「動覺」一詞的意思差不多；有些人用「本體感受」這個詞時，僅限於由特定接收器所引發的某些類動覺。近來「本體感受」這個詞的其他用法很盛行，我覺得自己有必要換一個詞。愈來愈少人跟我一樣這麼用「本體感受」這個詞了，而倡導「本體感受」這個詞的人都是些重要人士。

奧立佛·薩克斯（Olive Sacks）在《單腿站立》（*A Leg to Stand on*）一書中寫到：

還有另外一個老詞仍然常常被用到——動覺，也就是動作的感覺。不過，總的來說，「本體感受」這個比較不動聽的詞更好，因為它隱含了什麼是「對的、恰當的」（proper）——因為有「本體感受」，身體知道它自己，而且身體是我們的「本體」（property）。終其一生，身體源源不斷地從肌肉、關節和肌腱發出訊息，我們永無止盡地接收到它們，因此才會說「擁有」或「具有」自己的身體——至少包括四肢和可動部位。我有我自己，我是我自己，因為任何時刻身體以此第六感官知道自己，確認自己。如果眾人能正確理解「本體感受」，不知道可以避免多少笛卡兒以降荒謬的二元論哲學。

現在我使用「動覺」這個「舊」詞時，別人不會跟我爭辯，只會在我使用「本體感受」時跟我爭辯。我總是選擇比較動聽的字勝於比較不動聽的字，而且我迷戀字源kin遠遠勝過字頭prop。Kin這個字的根源總是指涉動作，而動作是一切重點所在。我可以無需爭論就放棄「本體感受」這個詞，但我不輕易放棄「動覺」一詞。

我過去把身體覺知的所有元素通通歸入「本體感受」這個百寶袋，那麼現在該如何處理呢？我想，那就全部一一指明，讓它們平等地個別獨立吧。如此一來，我就可以扳回一城。

疼 痛

正子斷層掃描已經證實，所有已知的疼痛理論都是錯的，促使疼痛專家研究出新的理論，以符合斷層掃描顯示的結果，那些現象神祕且極為一致。疼痛是目前許多亞歷山大技巧學員生活中擺脫不掉的真實處境。事實上，許多學員來上課，正是因為似乎無藥可醫的疼痛。在許多例子中，亞歷山大技巧是可以解決疼痛的唯一方法。普遍存在的背痛就是一個例子。背痛通常都是錯誤使用身體引起的，除非修正錯誤使用，否則沒法解除疼痛。黛博拉・卡普蘭（Deborah Caplan）是物理治療師，也是位亞歷山大老師，她寫了一整本書，關於如何應用亞歷山大技巧來解決背痛問題，書名叫《寶貝你的背》（*Back Trouble: A New Approach to Prevention and Recovery*）。如果你的背部有問題，應該看看這本書。

首先，老師和學員必須一起確認背痛是否跟使用方式有關。如果我懷疑有什麼問題，會建議學員先去醫院檢查。大多數時候，學員跟我抱怨疼痛，醫師多半找不出原因，或者無法可醫治。在一些案例中，動作重塑是手術、藥物治療或物理治療時有用的輔助方法。音樂家經常抱怨手臂發麻，我要他們去神經科檢查，只有一位檢查出手臂發麻是因為腦部長瘤。但我認為只要有一個例子，一輩子都要小心謹慎。

老師和學員一定要確認，疼痛是否跟使用身體的方式有關。有時候疼痛跟使用身體的方式有關，單純因為使用方式造成的關節或患部疼痛，老師一下子就看了出來。有時候需要時間來確認，只有等到疼痛降低、輕鬆等比例地增加，我們才能確定是跟使用身體的方式有關。有些時候事後回想才發現，疼痛是跟使用方式有關，因為隨著課程的進展，疼痛消失了。最常見的情況是，學員剛來上課時沒提及有任何疼痛，等到課程上了一陣子之後才說：「你知道嗎，我來學亞歷山大技巧之前常常有緊張型頭痛，現在一點也不痛了。」我說：「哦，那真好。」

當學員痛得很厲害、動覺又不夠靈敏時，那就相當棘手了。我告訴學員，剛開始要做的，就像學著在響亮的喇叭聲裡聽出長笛的聲音，這是可以辦到的，但需要用心。在這種情況下，笛音漸漸清晰，就像身體裡愈來愈輕盈、輕鬆、輕快這類動覺感受，即使這些動覺質感的提升十分微小。在劇痛中，學員當然不會立即感受到身體裡面最初升起的小小輕鬆感，但我要他們持續注意，同時注意疼痛是不是在降低。我告訴學員指標不只有一種，而是有兩種。他們可以密切觀察輕鬆增加和疼痛降低之間的關係，密切觀察兩種指標當下的變化以及隨著時間而來的變化。我告訴學員，第一個指標很重要，也就是輕鬆與自由感持續提升，因為疼痛指標到了某天會沒了。疼痛有生理回饋的功能，確實如此。如果你坐在電腦前，姿勢不良，沒多久你的下背部就會哇哇叫。你不得不回應這個刺激來解除疼痛，然後以具有力學效益的方式繼續坐在電腦前，否則下背部又會哇哇叫。

我常常告訴學員，要保持高度的警覺心和敏感度，隨時掌握使用身體和疼痛之間的關係，最好能仔細記錄在隨身筆記本或電腦裡，或是隨身攜帶一台小錄音機。學員可以把自己的活動錄影下來，並一邊口述當下的體驗，之後再比較觀察，當自己提到感覺舒服時，畫面上身體呈現什麼樣子。這裡面有許多可以學習的地方。學員一旦能夠明白，舒服感與良好的身體使用有關，而不適感與不良的身體使用有關，那肯定會有動機和意願去進行更多的身體探索。

學員因為身體不舒服來上亞歷山大課程，從他們的經驗裡，我尋找轉變的契機，從「只要不痛就好」，到「多希望身體回到從前的輕快」。所有的學員剛來時都希望解除不適，而不痛就表示成功了。之後學員開始重視動覺品質，亞歷山大技巧讓他們得以享受這些質感，於是就會繼續學習以加深經驗。

愉 悅

身體有無數種的愉悅感，可以稱為愉悅的感受也有無數多種。在自然狀況下，身體是愉悅的泉源，即使在痛苦的狀態中仍是如此。愉悅感因「向下拉住」而降低，其他的感覺也一樣會受影響。恢復自然的身體愉悅感，是成功應用亞歷山大技巧的指標。加在動覺之外的無數愉悅，往往能增加動作的愉悅。正如看會令人愉悅，聽會令人愉悅，現在你知道了，動也會令人愉悅。「首要控制」本身顯然就是愉悅的。有位舞者學員最近跟我說，跳舞變成真正讓她喜悅的事。這我可不驚訝。

微動（micromotion）

微動，無疑是身體覺知的一部分，肯定跟愉悅有關，因為微動是令人愉快的。人在微動中是愉快的。自由的身體即便在所謂靜態的姿勢裡（如站、坐、臥），也會感覺好像在動。微動，是體內活動的所有感受。它一定是很複雜的，卻表現得最含蓄。微動，定然包含使我們反射性直立的肌肉活動（也是一種微弱的動覺）、各種體液的流動、呼吸的種種細微感受。微動的感覺很細微，細微到彷彿可以感覺到細胞內的活動。沒有證據可以證明我們真能感覺到細胞內的活動，但是如果你感覺得到，可能就像下面所描述的。我從來不跟學員提微動這回事，直到他們自己體驗到。他們說，「我感覺像是風中的柳枝」，或「我靜靜站著，卻覺得自己好像在跳舞」，或「我覺得自己像是站在身體之上」，這時用隱喻是恰當的。自由的身體似乎自然而然讓人變成了詩人。

情　緒

情緒，不管它是什麼，就是感受。當一陣害怕、憤怒或喜悅襲來，在某種程度上，我們體驗到的至少是一陣感受。學員對感受有不同的詮釋，尤其跟自己的緊繃有關係時。有些學員說，緊繃是他們表達情緒的方式；有的則說，緊繃是對抗情緒的方式，「我緊繃起來，因為不想去感覺心裡的恐懼」，或是「我緊繃起來，因為不想去感覺心裡的憤怒」。有時候解脫、自由了，或是做一些不熟習的動作，情緒會隨之而來。學員可能說：「我突然覺得好悲傷。」愈來愈多的學員知道怎麼處理升起的情緒；他們接受情緒，恰當地表現出來或說出來。有些學員在接受心理治療，同時在學習亞歷山大技巧，如果他的運氣好，治療師可以提供整合的資源，幫助他整合情緒和身體。不過許多心理治療師不太瞭解亞歷山大技巧，而亞歷山大技巧的老師也沒有處理情緒議題的訓練。我相信，兩方面的侷限，幾世代之後會解決的。愈來愈多的心理治療師見識到身體工作（body work）對個案以及治療師本身的幫助；同樣地，學員在課堂上有情緒反應時，愈來愈多的亞歷山大老師能泰然處之。例如過去學員在上課時哭了，亞歷山大老師通常會受到干擾，或是中斷教學。現在老師比較懂得回應、給予支持，而且發現，哭事實上能幫助學員邁向自由和覺知。

如果你正在學習亞歷山大技巧，同時在解決嚴重的情緒問題，本書有一章談論〈關於受虐或受暴〉，可能對你有幫助。有時候情緒受虐跟身體受虐一樣，需要徹底、密集的治療過程。不論你是何種情況，放心跟老師討論，看她能提供什麼幫助來支持你的療癒。亞歷山大老師大部分很清楚自己的侷限以及優勢。現在有些亞歷山大老師在接受心理治療師的訓練，有些精熟於同儕諮商（co-counselor）。儘管去問。

最後是給心理治療師的建言。不少心理治療師來找我上課，是因為在工作時覺得身體不舒服。我對心理治療師的教學重點，就跟教導生活中必須久坐的學員一樣，鼓勵他們要特別注意本書談到身體覺知的部分。這些在進行諮商時不舒服的心理治療師常常說，他們工作時注意力幾乎完全在外境，所有的注意力都在個案身上，很少，或根本沒有在自己身上。這種現象對心理治療師有兩大不利。第一，接收案主訊息的時候侷限於看或聽。他們不清楚自己的身體對個案表現出什麼反應。只有跟清楚自己身體反應的治療師比對，才知道自己損失了什麼。那些清楚知道自己身體反應的心理治療師說，他們的身體反應是獲取個案寶貴訊息的來源。第二，心理治療師把注意力全部加諸在個案身上，對個案是個負擔。我揶揄這些心理治療師說：「我知道，你會覺得自己是在認真聆聽，但個案很可能覺得，你的樣子更像是在說『關於這點我跟你一樣難過沮喪』。」心理治療師學會維持整體專注力之後告訴我，他們工作一天下來比較沒那麼疲累了！

餓和渴

有時候學員發現自己竟然好幾個小時都不覺得渴或餓，或是需要上廁所，才知道自己的身體覺知多麼的差！當身體覺知完全恢復，你會知道自己什麼時候需要這些基本需求。然後你可以選擇怎麼回應。

熱和冷

通常是皮膚的感覺，不過似乎還有肌肉的冷熱，以及有位學員稱之為「神經質」的冷熱。因受傷而抽筋的肌肉在放鬆時，有時會異常地熱，抽筋解除時，熱似乎就消退了。我相信這個現象日後會有醫學解釋。目前我們就從經驗上信任它吧，這個時候「熱一點總是好事」。

能量（energy）

亞歷山大老師對「能量」的看法天差地遠。有些老師認為，教學上用這個詞是智識的墮落，那是差勁的活力論（vitalism）者，難登亞歷山大技巧之殿堂；有些老師始終捍衛能量，視為教學上的突破。有本論亞歷山大技巧的書很受歡迎，叫《改變的科學》（*The Art of Changing*），書的副標題叫〈新探亞歷山大技巧〉，作者葛蓮．派克（Glen Park）在書裡主張，我們應該直接操作身體的能量系統，特別是脈輪系統，來增加「首要控制」的能量支持。

亞歷山大技巧的學員同樣形形色色，有人從來沒有用能量來描述自己的經驗，有些則不斷使用。如果學員從來不使用這個字眼，能量就永遠不會是個議題，我們就單純地處理他們的經驗，用動覺詞彙來探索。若有學員用到這個詞，我也會試著找出他想表達的意思。他們最常用「能量」或「能量流動」（energy flow）來比喻自己的動覺質感。如果是這樣，我幫助他們更具體描述出自己的經驗。以「流動」為例，學員起初說：「我真的感覺到能量在流動。」我請他試著用不同的方式表達，然後他會說：「我感覺流動。」最後他會找到這樣的描述：「我是流動的。」「我是流動的」這樣的描述更精確、更吻合他的經驗。以「流動」作為動覺質感，學員就可以善加控制。如果她想感覺流動，她就使用「首要控制」；如果她想減少流動，就做出「向下拉住」；如果她是個演員，甚至可以模擬「向下拉住」，同時持續保持流動。

有時學員體驗到的能量來自像瑜伽這樣的鍛鍊。我跟這些學員說，我本身不精通任何宣稱能培養能量的身體鍛鍊法，而且除了改善身體的使用之外，亞歷山大技巧是否有助於那些能量鍛鍊，我應該也看不出端倪。學員所感受到的能量和「首要控制」之間的關係，我建議他們自己去驗證。有些學員會說，亞歷山大技巧能增進他們的能量鍛鍊；也有的學員說，能量鍛鍊有助於學習亞歷山大技巧。

偶而有學員習慣用能量的角度來思考，不願意進行動覺體驗。根據我的經驗，固著於能量的學員都輕視身體以及身體的經驗，認為身體除了能量之外，其餘都是粗俗的或噁心的，都辜負了人靈性的應當狀態。這種情形對老師和學員都是挑戰。我建議這位學員，繼續體驗她看重的，同時慢慢嘗試一點具體的經驗，看她是不是可能喜歡。

就我看來有三種可能。一是，這些神祕且似乎非物質的能量，有朝一日科學家能描出來，就如富蘭克林在暴雨中放風箏時把他擊倒的那種物質。二是，大家終於明白能量是個幻覺。三是，大家發現能量是想像出來的，但極有益處。至於能量和亞歷山大技巧的關係，爭論持續未休。

整體專注力

不知道「整體專注力」（unified field of attention）這個詞是法蘭克・瓊斯首創，還是引用自別處。不管是哪一種，他提供了亞歷山大技巧這個領域的人一個極重要的概念。「整體專注力」是學習亞歷山大技巧的理想形態，而且這樣的「整體專注力」是可以失而復得的。所謂失而復得，是因為我相信我們在小時候都有這種能力。小時候我們有一種專注力，可以同時處理內在訊息和外在訊息。幼時的我們沒有切割專注力，不像大多數現在的我們，不是太向內感受（introspective）就是太向外感受（extrospective）。以學習亞歷山大技巧來說，這兩種狀態都不理想，都會破壞藝術表現的整體感。處於太向外感受的狀態，覺知中重要的動覺訊息就會被排除掉；處於太向內感受的狀態，身體就無法感覺與外界保持連結。兩種狀態都會使我們不舒服，但兩種偏頗都可以修正。方法很簡單，無論何時，一注意到失去了自身或外在世界的覺知、另一半的經驗被切割掉了，就只要再打開那一半的注意力就可以了。注意，你擁抱了這一半，另一半不會減少。相反地，再三有學員跟我說，當他的身體是清楚靈敏的，就能看得更清楚、聽得更清楚；或者當他打開空間和時間的覺知，動覺感受能力也就提升了。

Chapter 07

身體地圖與修正方法

準確的身體地圖（body map）是學習亞歷山大技巧的利器。如果你的身體地圖不準確，可以修正。一旦你明白自己在做什麼，身體構圖（body mapping）這件事可以自己來，而且保證你投入的每一分鐘都有回報。

威廉・康樂伯在俄亥俄州立大學教授弦樂器及亞歷山大技巧時，發展出身體構圖的方法（請參考附錄I威廉寫的〈身體構圖的起源與理論〉）。他開始在亞歷山大技巧課程裡使用身體構圖這個方法，發現能加速學習。我的經驗亦如此。但身體構圖這個方法絕不能取代亞歷山大技巧，只不過在徒手引導或活動引導時可以同時用上這個方法。

由於身體構圖這個方法很有效，因此我在教學時儘可能使用視覺輔助教具，骨骼模型和解剖圖更是有用。如果你身邊有個人體骨骼模型坐在椅子上，你就會知道如何透過骨盆底座的弧形骨頭，把身體重量有效傳遞到椅子上，因為身邊的骨骼模型就是這麼示範的。這樣的學習很有趣。

身體構圖這個想法簡單又深刻。設想你有一幅身體的地圖收藏在腦子裡，或神經系統裡，或心靈裡，或任何你喜歡的名稱，總之你有一個內部處理系統，讓你收到關於自己的訊息。拿取自己腦子裡所建構的地圖應當很容易，因為每次問人有關他的身體問題時，從來沒有人會答不出話來。「請問你大腿和骨盆連接的關節位置在哪裡？」、「你覺得脊椎長什麼樣子？」、「你拉小提琴是用哪個關節？」、「你的肺在哪裡？」我總是會得到答案。答案有時準確，有時稍有出入，有時則相當離譜。不管答案是什麼，說的人總是依據自己認為的結構方式去動。當地圖和事實之間有矛盾時，動作時永遠是腦子裡的地圖占上風。或許可以把這個現象當成人類動作定律III——地圖和事實之間有矛盾時，動作時永遠是腦子裡的地圖占上風。總是這樣的，我還沒有碰過一個例外。這是必然的，因為我們是以腦子裡的地圖為本，來形塑我們的經驗，我們只能藉著有意識的努力來改變它。

有些構圖錯誤會毀掉一個人的職業生涯。我教過肘關節肌腱發炎的小提琴手和鋼琴手，根據我的經驗，這毛病總是因為誤解前臂旋轉的方式造成的。如果我問小提琴手：「請問前臂是怎麼旋轉的？」他一定說：「用大拇指那一側為固定軸來轉動啊」。好笑的是，他旋轉前臂的樣子看起來似乎真是這樣。問題來了，為了看起來像這樣，使得前臂肌肉緊繃，拉扯到肘關節，造成演奏技巧的問題，並且手肘受傷。事實上，前臂是依著小指那一側的骨頭旋轉。當小提琴手明白了前臂的結構，她就會依據骨骼的結構設計來使用手臂。這樣演奏技巧的問題解決了，肌腱炎也好了，因為肘關節的壓力解除了。之後我會詳細解說前臂旋轉的原理，這兒只是用來做個例子，說明身體構圖對動作的影響力。威廉．康樂伯指出許許多多的構圖錯誤，有許多對動作有相當嚴重的影響，這只是其中一種。

學員帶著錯誤的身體地圖來上課，用舊有的地圖急切想學習亞歷山大技巧，這個時候告訴學員身體構圖的概念，就能有效地加速學習。等到學員的感覺、體會能力變得比較靈敏，時間久了，光是課程本身就可能修正他的地圖，不過大部分的地圖仍然無法意識到，因此當學員把身體構圖的概念帶進意識，並且有意識地加以修正、改善，那麼這位學員就有了認知的工具，即使以後不來上課，仍然可以繼續提昇使用身體的方式。

接下來要帶領你探索身體構圖，這種探索方式保證你學習亞歷山大技巧時能有準確的身體地圖。我根據多年的教學經驗，整理出學員最常出現的構圖問題，就是這些問題讓他們在學習亞歷山大技巧時，搞不清楚或造成誤解。地圖修正了，困惑解除了，學習就能順利進行。我的目標是預防錯誤和避免混淆。

如果你想多瞭解一點身體，考慮買本解剖書，我推薦大衛．哥曼（David Gorman）的《可以動的身體》（*The Body Moveable*）以及維恩．凱彼特（Wynn Kapit）和勞倫斯．埃爾森（Lawrence M. Elson）合著的《人體解剖著色學習手冊》（*The Anatomy Coloring Book*）。更多說明請參考建議書單。

建議你往下閱讀之前，花幾分鐘畫一張自己的身體圖。
大小無所謂，可以畫得很簡單，就算是潦草的線條畫，
你也能夠從圖畫中看到自己某些顯著的特徵。
圖片放在手邊，一邊閱讀一邊把你畫的身體圖
跟書裡的實際結構對照一下，這樣就會知道你的
身體地圖跟你實際的身體結構差別在哪裡。
如果你不想畫，那看看是不是用說的也可以得到相同的訊息。
問自己對正在討論的結構有什麼想法，例如問自己，
「我對自己的身體有什麼想法？」
「我認為人的身體像什麼樣子？」
你可以單單在腦子裡想像你會怎麼畫，然後把腦子裡的身體圖
跟書上的插圖比對看看。
閱讀的時候，請在動作中探索自己的地圖。
例如
觀察自己低頭讀書的動作，想想低頭那個關節的位置在哪裡？
你只是脊椎頂端的頭往前傾，還是整個頭部也帶向前？

容我先說一個實例，這個例子對某些人來說都已經知道了，顯然不值得一說，但是對少數一些不知道的人來說至為緊要，因此

要請大部分的讀者忍耐一下。我們的身體像洋蔥一樣，基本上有三層：骨骼、肌肉、皮膚。這點需要說明，因為偶而有人看著自己的身體畫，發現裡面沒有骨架。我最近看到兩張這樣的畫，兩張都是女性畫的。可能是巧合吧，這兩位女性都有肌肉過度疲勞使用的現象。其中一位，暫且稱她小珠好了，她畫完身體圖時，隨即驚呼:「我的圖裡沒有骨頭！」她訝異地說:「我覺得自己一大團的，像水母，我真得覺得自己像隻水母！」整個早上小珠都在探索她地圖裡的這個層面。她接著又畫了一張身體圖，果斷地加上骨頭。她不停地望著教室裡真人大小的骨骼模型，畫的時候又是搖頭又是咯咯笑。畫完之後，她把新的身體圖拿在眼前在教室裡走來走去，感覺身體重量經過骨骼結構傳到地板的真實感。這樣就能夠卸掉過度的肌肉力量。她說，找回自己的骨頭真是如釋重負。我們其他人試著想像，如果我們的地圖像小珠一樣，會怎麼感覺。68公斤的果凍只有靠本身的力氣不讓自己散掉，動作時就會像去彎折果凍來移動。我們真高興自己不是那個樣子。那一天課程接近尾聲時，小珠的身體不但輕快多了，也有了連結感。她發現骨骼真美妙。

阿咪是另外一位地圖裡沒有骨頭的女性。初時她不覺得有趣，骨骼讓她想到死亡:「我想如果身體裡沒有骨頭，我就不會像那些傻傻有骨頭的人一樣一定得死。」「真是這樣嗎？」我問。「也不是啦，」她加上一句:「死亡對我來說是件大事。」我說:「死亡對每個人都是大事。」一天下來，阿咪並沒有認為骨頭真美妙，不過，她的肌肉確實自由了一些，而且對自己這個會死亡的身體多少自在了一些。

一位年輕男子說，想到肌肉是「有功能」的——可以移動骨骼以及穩定骨骼——這個想法對他有幫助。在他的地圖裡，肌肉的存在完全是個不確定因子——容易緊繃，容易引起麻煩。這個不常見的例子說明了地圖的一個特點：地圖包含了結構和功能。在此我引用派翠克．麥當勞（Patrick Macdonald）的一句名言——「事實真相是我們的好朋友」。肌肉是有功能的。

團體裡其他人進而理解皮膚的雙重功能。皮膚既是容器，也是接觸的媒介，是我們的身體與外在世界之間的介面。有人覺得側重其中一個會犧牲另外一個，其實不然。那些過度強調連繫功能的人，體驗到皮膚的界線功能時，就會發現自己比較有安全感；而那些習慣侷限在皮膚裡的人，享受到皮膚的連繫功能時，就覺得不那麼孤立了。

所以，當你修正及改善自己的身體地圖時，要兼顧結構與功能。常常思維「它像什麼？」以及「它是做什麼用的？」

亞歷山大在努力改善整個身體的使用時，給自己的「指示」（order）是這樣的：「我希望我的頸部是自由的，這樣我的頭就可以往前、往上移動，這樣我的背部就會延長、放寬。」如果你明白這些詞語是在描述身體解除「向下拉住」的狀態，就很容易明白亞歷山大為什麼選用這些字詞。如果我們想要教導一位姿勢極為平衡的人做出「向下壓」，可能要給他這樣的「指示」:「我希望我的頸部緊繃，這樣我的頭就會往後、往下拉，這樣我的背部就會縮短、變窄。」這個人必須要再三重複做這個動作，直到變成習慣動作，就會長期維持這個姿勢。要教人做出「向下壓」很不容易，要學會「向下壓」也很不容易。學員必須不斷想到「向下壓」，時時警覺不能回到他習慣的輕鬆和自由。相形之下，重新學習「首要控制」反而簡單。一來，因為是重新學習一樣本來就會的東西，二來，我們是和天生的模式合作，而不是任意強加上一套模式。

為了用準確的地圖來學習亞歷山大技巧，首先讓我們回到亞歷山大給他自己的指示:「我希望我的頸部是自由的，這樣我的頭就可以往前、往上移動，這樣我的背部就會延長、放寬」。本書第25頁有頸部肌肉的圖片，這是另外一個視角的頸部肌肉圖，可以讓我們清楚看到更深的肌肉層。(圖7.1)

注意，頸部的後方有清楚的上界線——頭顱底部；前方有清楚的下界線——鎖骨。圍繞在脊椎上面七節脊椎骨周圍的肌肉是長條的，這些肌肉又大又有力量，頭部的移動必須靠它們，而我們的頭相當重；這些肌肉很複雜，因為頭部的動作很複雜。

頸部肌肉層層疊疊，彷彿朝鮮薊的葉子。這是另一層面的頸部肌肉圖。(圖7.2)

這些肌肉裡面是一群維持姿勢的小肌肉(圖7.3)，它們很重要，是調整頭部往前、往上這個簡單動作(解除身體「向下拉住」)

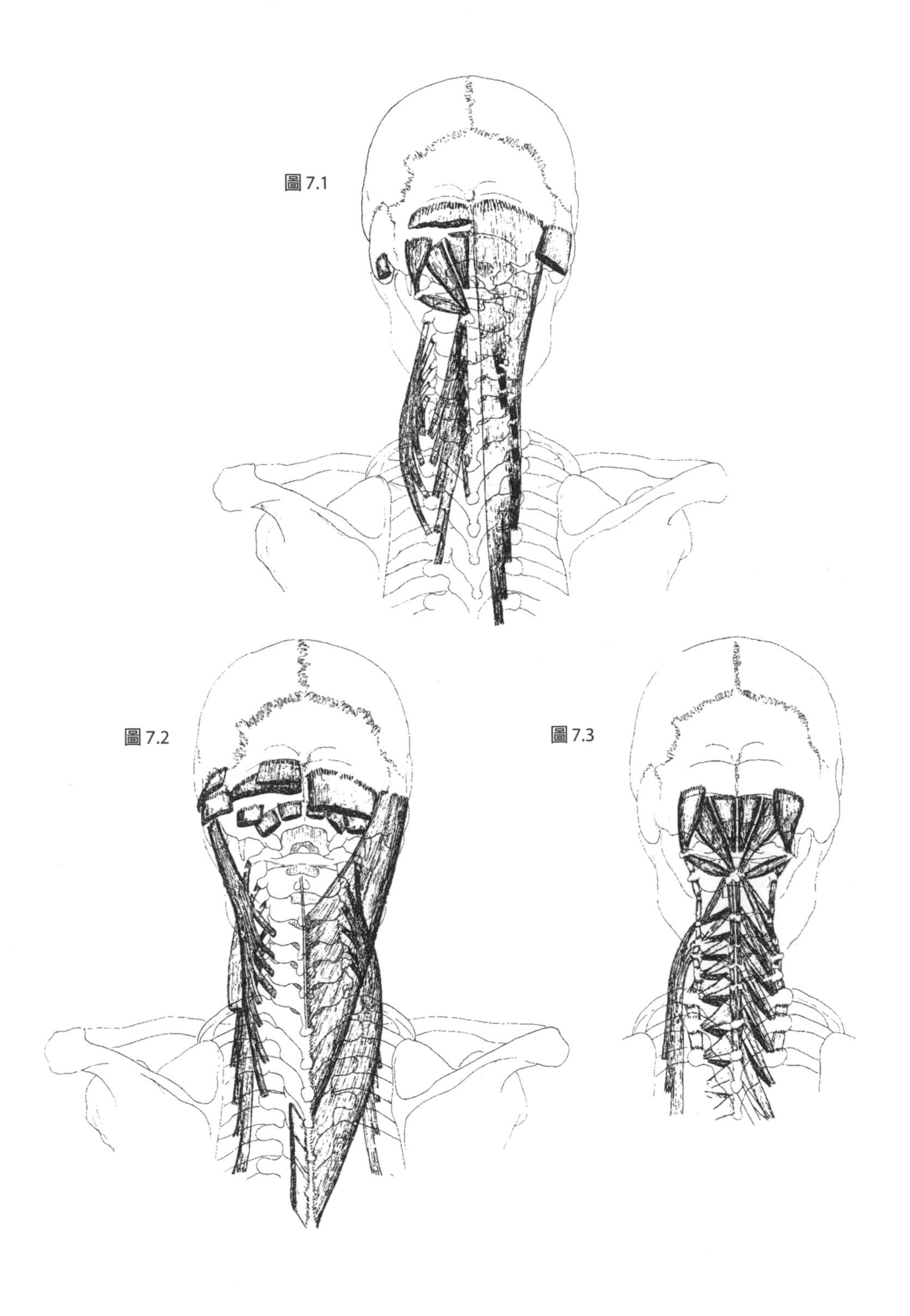
圖 7.1
圖 7.2
圖 7.3

的關鍵肌肉群。

現在要進入修正地圖的關鍵問題了：「它如我想的那樣嗎？」對自己說「頸部」這兩個字。這兩個字召喚出什麼嗎？看看你畫的身體圖，你畫的頸部跟書上的圖片像嗎？你畫的頸部是長形結構嗎？它有力量嗎？它一路往下一直到鎖骨嗎？你的頸部地圖只有後方嗎？還是環繞到前方？頸部前方一路往上到下顎嗎？只想要讓頸部後方自由的人，如果只針對後方做些什麼，反而會有奇怪及不舒服的結果。所以要記得，頸部包含了支持頭部動作的所有肌肉，頸部的前面、後面以及兩側都有肌肉。

修正及改善地圖的最佳工具是你的手指尖——可以撥弄、探測、觸摸。現在就用手指沿著整個頭顱底部摸一摸，去感覺頸部肌肉附著的位置。有人直覺往下低了幾公分摸到了頸部，這個動作清楚表示出你對頸部的想法。如果你摸到了頸部，請將手指往上，再往上，直到找到正確的位置。就是這裡。手指在骨頭和肌肉交接的隆起部位摸索，你可以感覺到頭顱下面的肌肉是緊繃的。如果是，給它們一個愛的搓揉。注意，手指走到顱骨底的兩端時，剛好停在耳朵後面。一根手指放在顱骨底，一根手指放在耳朵裡，這樣你會感覺到兩個部位之間的關係。然後手指走到耳朵前面，感覺下顎的頂端，再慢慢沿著下顎往下走，感覺它向前傾斜，繼續沿著馬蹄形的線條走，直到兩根手指相遇。你已經用手指探觸了頸部的上界線：後方（到顱骨底）、前方（到下顎最底部）、兩側（到耳朵後面的顱骨）。現在請用兩手從上往下觸摸整個頸部，用指尖沿著鎖骨來來回回探觸，這是頸部前方的下界線。兩手再次摩擦整個頸部：前方、後方、兩側。請記住，這些肌肉裡面有七節美妙的脊椎骨。

還有，這些令人印象深刻的頸部肌肉的裡面是咽喉。頭部的移動及支持靠頸部，咽喉是頸部裡面較小的結構組織，負責說話、唱歌、吞嚥。頸部肌肉若緊繃，不僅把脊椎頂端的頭部拖離正位，還會嚴重壓制裡面的小結構，那就是亞歷山大聲音出問題的根源。

如果你發現自己頸部的地圖不準確，不妨探索自己的身心，那兒有你過去錯誤的構圖，請把它修正過來。有些人一點就通，有些人需要學習才知道該怎麼做。你可以利用各種對你有用的資源，例如用畫的，一再用手去感覺頸部，做各種頸部動作，照鏡子，洗澡時用熱水沖整個頸部，像電視上的肥皂廣告一樣給頸部抹上一堆肥皂，利用樂趣幫助你構圖。請朋友幫你按摩頸部。把書上的頸部圖片放大八到十倍，到處貼掛：冰箱門、廁所鏡子、小提琴盒等等。每次看到圖片時，對它說：「嗨，頸子你好！」

最有用的方法是，觀察自己在舊地圖制約之下是怎麼動的。還記得人類動作定律III嗎？「腦子裡的地圖和真實的身體結構之間有矛盾時，動作時總是腦子裡的地圖占上風」。如果你認為自己的頸部像個甜甜圈，或炸洋蔥圈似的夾在頭和身體之間（有些人甚至認為頸部肌肉是一圈一圈的，而不是上下一條一條的），那麼回到那個舊的、不準確的地圖，觀察自己在這種地圖之下是怎麼動的。請將頭往後，好像要去看天花板，觀察自己是如何擠壓整個頸部以保持甜甜圈的意象。現在修改你的地圖。記住頸部肌肉的長度，以及頸部的上界線。再做一次頭往後的動作，有什麼不一樣嗎？哪裡不一樣？

有些人喜歡追根究底，想找出自己不準確的地圖是怎麼來的。男性常常告訴我，他們是從鏡子認識自己的頸子。下顎遮住了頸部的上半段，只有下面一半被認為是頸子。更糟的是，襯衫和領帶遮住了2.5–5公分頸子底部的肌肉，男人頸部動作的樣子，彷彿衣領的上緣是頸部的下界線。這些男人畫的身體圖頸部極短。一位三十幾歲的女性把她幼時心愛的芭比娃娃帶來給我看。娃娃的頭就在鎖骨上面轉動。這位女士轉頭的樣子（應該說她的頭被轉），就跟她的芭比娃娃一模一樣。足球員踢足球時為了保護自己而縮著脖子，下了球場，他們還是縮著脖子。

讓我們回到亞歷山大的指示，看看我們瞭解了多少。「我希望我的頸子是自由的，這樣我的頭就可以往前、往上移動，這樣我的背部就會延長、放寬。」對我來說，一旦清楚了頸部，讓頸部自由就比較容易了。身體「向下拉住」時，整個頸部肌肉群是慣性收縮著，而頸部肌肉收縮的程度，就決定全身肌肉收縮的程度，所以整個頸部肌肉群務必要自由。要怎麼做呢？用意圖。我從來沒有見過不能自主讓肌肉自由的人，且隨著練習，這個能力會增加。不過亞歷山大的方法更簡單、所有人都適用，他指出——只要頭移動，我們就自由了！頸部肌肉緊繃，頭移動；頸部肌肉自由，頭移動。這兩個指令多麼相似啊！呵呵，玄機在這兒——頸部肌肉緊繃，頭是往下、往後移動；而頸部肌肉自由，頭是往前、往上移動，且回到脊椎頂端平衡、平穩的位置，這是頭該有的位置。一個銅板有兩面，不管你是正面看或者反面看，都是銅板。你可以想：「我要讓我的頸部自由，因此我的頭會往前、往上移動。」或者你可以想：「我要讓我的頭輕輕的往前、往上移動，因而我的頸部自由了。」兩者沒有差別，除了你是不是馬上知道自己做對了。如果你讓頸部自由，你的頭會往前、往上移動。如果你鬆開頭部往前、往上，重新建立它的平衡，你就讓頸部自由了。你怎麼知道自己做得對不對？你會覺得比較自由，肌肉比較柔軟、比較長，覺得頭比較穩定、平衡，你的背部有機會從緊縮當中延長並放寬。只有頸部自由了，背部才能鬆開。不過，我衝太快了，有些地方需要先弄清楚。

首先，我們需要弄清楚頭的結構。這裡有一張頭顱骨的圖。（圖7.4）

還有一個下顎骨，它是附加在頭顱下面的。我們是有五肢的：兩臂、兩腿，和一個下顎。

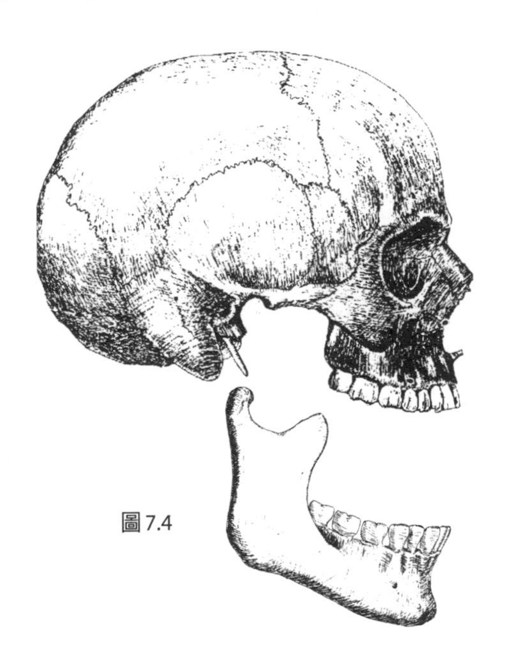

圖7.4

區別頭顱和下顎是極為重要的事。許多人的地圖裡有兩個顎骨：一個下顎、一個上顎！這個謬想會產生不必要的緊繃，因為認為有兩個顎骨的人動嘴巴時，會想要相應於下顎而動上顎，感覺兩個顎骨要有相等的動作才對。這些人一旦明白了自己一直在做的傻事，會哈哈笑個不停；如果是歌者，則唉嘆不已。等到人們真正明瞭上排牙齒是包含在頭顱骨裡的，這時多費力氣的現象自然就不見了。我確信上顎這個謬想對「向下拉住」的現象貢獻良多。

正如同觸摸頸部那樣，現在觸摸你的頭。再次用手指沿著顱骨底部滑動，越過耳朵沿著顴骨往下到上唇及上排牙齒，這兒以上全都是頭顱。你可以用指尖輕輕敲敲整個頭。

現在請看看顱骨的底部。（圖7.5）

你看，頭顱是一個美妙的骨頭景觀，那個洞是脊髓的通道，哈姆雷特手上拿的，就是這麼一顆頭顱骨，顱骨的洞口正落在他的手掌上。如果你願意，用舌頭幾乎可以碰觸到頭顱底部將近一半的部位。舌尖沿著上排牙齒走，然後在硬顎上面來回游動，再捲起舌頭往後伸到軟顎，盡量往裡伸，舌尖會正對準頭顱基底的中央。你的舌尖會正對準頭顱連接脊椎的關節部位，這裡正是可愛的扁平骨的中央。頭就是在這個位置往前、往上移動；往後、往下的動作也是在這個位置發生的。搖搖你的頭，輕輕點點頭，感覺頭安穩地立在脊椎上，像蹺蹺板從前往後、從後往前移動；頭的移動和枕骨髁的結構是相互有關係的。

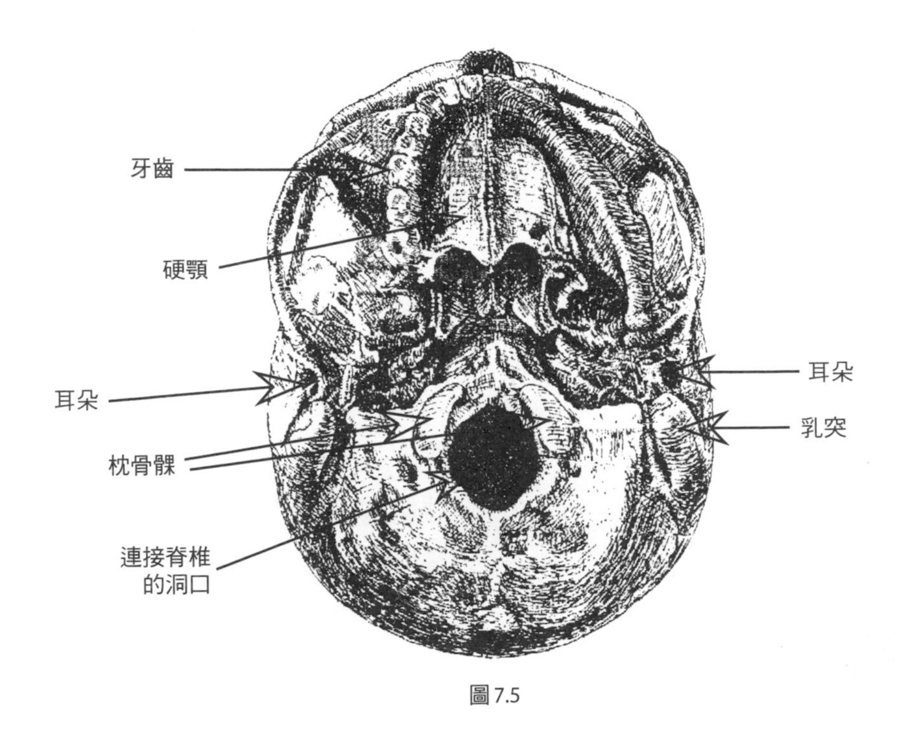

圖7.5

這裡有個寶貴的演化觀點。人類是脊椎動物中，唯一頭部平衡放在上排牙齒到頭顱後方基底之間，這可是個了不起的長期演化結果。比起人猿，早期原始人科頭部的平衡位置往前突出許多；早期智人頭部的平衡位置繼續緩慢穩定地往前移，然後演化到現代智人，就是我們看到的現代人樣子，古人類學家稱為「完全直立」，也就是我們獨特優越的姿勢。如果你的頭部平衡位置的構圖靠近頭顱基底的後方，那麼你的地圖大概落後十萬年到數百萬年，到底落後多久，要看你的頭部位置的構圖放在多後面。

「我希望我的頸部是自由的，這樣我的頭就可以往前、往上移

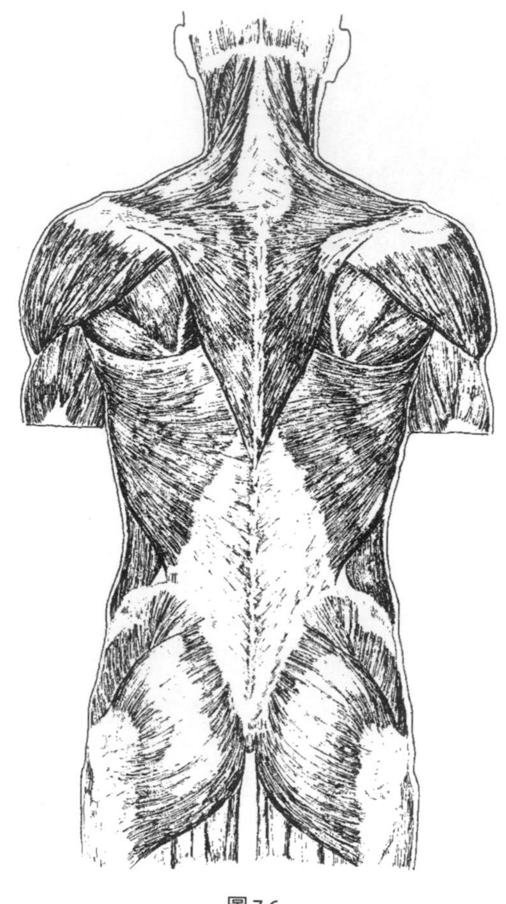

圖 7.6

動，這樣我的背部可以延長、放寬」。現在我們要進入關鍵了。左邊是一張背部圖。（圖 7.6）

背部表層的肌肉主要是活動肌肉，可以用來拉小提琴、打壁球、打籃球等等。這些肌肉具有表現能力，能讓演員展現特色，或是讓舞者展現動作美感。背部肌肉的設計使人類得以保持在自由及延長的狀態，這樣才能拉出優美的長弓，才能射出二分球、三分球，以及展現美妙的姿態。但是如果頸部肌肉慣性緊繃，它們的命運就不一樣了。頸部肌肉如果緊繃，背部肌肉也就緊繃了。

如果頸部緊繃，背部就會縮短、變窄。這麼一來，拉小提琴時身體就有兩個工作：一是背部縮短變窄，一是拉弓。拉小提琴時身體只需要拉弓，如果你拉小提琴，額外加上背部的工作，背部肌肉

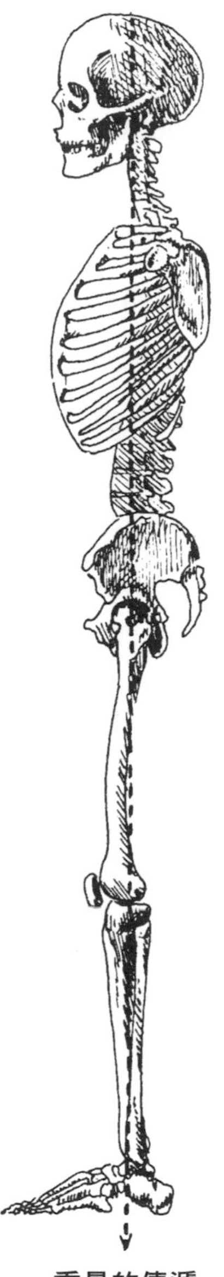

圖7.7

就會發牢騷——它們是該發牢騷。

要更清楚這件事，請再看看我們的骨骼結構。（圖7.7）

請再次注意人體支持結構的中央概念（centrality）。這點極為重要。我們的身軀有美妙的層次對稱，由前到後，或由後到前：皮膚——動作肌肉——支持肌肉——脊椎——支持肌肉——動作肌肉——皮膚，這裡面還填裝了肝臟、心臟、膀胱等等器官組織。

這個概念對學習亞歷山大技巧太重要了，因為太多人的軀幹構圖不準確。許多人以為他的支持結構在背面的表層，就像這張圖。（圖7.8）

這些人認為：「我的背面支撐它前面的一切。」他們就是這樣畫出自己的身體圖——沿著身體背面來組織身體。這是把多麼可怕的負擔交給身體背面啊，背部的設計是用來拉小提琴和投籃的啊。等到他們明白了事實真相，「是我的脊椎以及脊椎周圍的支持肌肉在支持身體的背面和前

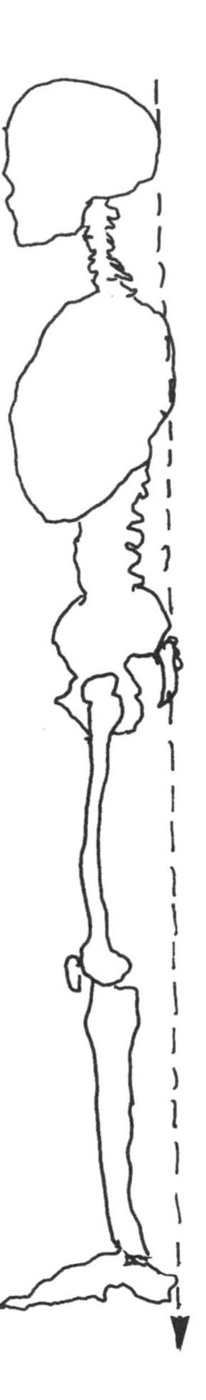

圖7.8

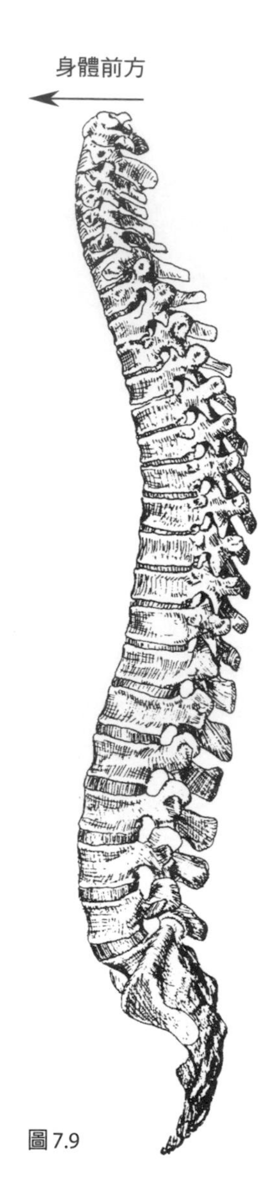

圖 7.9

面」，這時他們才能讓慣性緊縮的背部延長、放寬，這樣背部的肌肉才能自由的拉小提琴、射籃。

如果我們的支持功能僅有一面，那是多麼糟的設計啊！假設看見一棵樹，這棵樹只有一邊的樹皮在支撐這棵樹，那是多麼糟的設計啊！然而有些人就是以身體一側的表皮來設定身體的地圖，然後奇怪為什麼自己站這麼累、坐這麼累！

看看你畫的身體圖，是不是背部把脊椎天生該做的事擔了下來？你的身體圖是依著背部畫出來的嗎？還是你跟某些人一樣，把脊椎畫在身體後面？

這是脊椎。（圖7.9）

注意脊椎的設計。我要不厭其煩地再說一遍之前說過的，因為太重要了。脊椎承重的部位在前半部，這也是為什麼只有前面那一半有小小的、稱為椎間盤的水壓式墊枕，因為只有前半部需要小墊枕來當作緩衝器。

注意脊椎骨後面長長的突出物，那是棘突，就是這個部位讓人大大困惑。誤解總是這麼出現的：當大強用指尖摸背部，摸到皮膚下面突出來的隆起（那是棘突的尾端）；又或者大強抱著小美時，感覺到小美背後皮膚下面的突點。大強把隆起的棘突當作脊椎，天啊，還認為是承重用的。當他不自覺地以這種構圖來動作時，他的背部必須辛苦工作以彌補失去的中央支持力量。這讓大強更加認定，是背部幫他挺直身體的。惡性循環就此展開，錯誤的身體構圖導致過度工作，而過度工作又鞏固了他的身體地圖。唯一的解套是認識真相——大強的支持力量是在中央。大強的背部把脊椎以及脊椎周圍姿勢肌肉的工作通通包了下來。幸好，他可以用準確的構圖換掉錯誤的構圖，建立良性循環來替代惡性循環。當大強容許背部放下負責直立的工作，讓背部延長、放寬，就能感覺到脊椎在身體中央的支持力量。背部這種新的自由感，證實了新構圖的準確性。終於，優者勝利。也再一次證明：事實真相是我們的好朋友。

再看看骨架結構，注意先前提到的「中央概念」，重量沿著結構的中央貫穿全身。頭在中央的位置把重量交給脊椎。脊椎的支持功能在軀幹的中央。從側面看，手臂結構掛在肋骨的中央。從側面看，整個軀幹的重量在骨盆的中央交給腿。重量從大腿骨下來，也是在中央傳到小腿，然後整個身體的累積重量通過足部，在足弓的中央一半往後交給足跟，一半往前交給腳掌，最後通通傳送到地面。

根據我的經驗，學員一定要先有準確的足弓構圖，在站立或走路時，背部才能真正自由。典型「向下拉住」的人站立時，幾乎總是腳跟受力多過腳掌。有這種慣性的人，多半有這樣的身體構圖。他們會告訴你重量從腳踝先送到足跟，然後往前到腳的其餘部位，這是他們感覺到的。如果真是這樣，那足部的設計就太糟糕了，我們倒不如還原成四足動物呢！此時，我們再一次領會到，事實真相是多麼地有益於人。我們的足弓如同任何拱形結構，重量是從中央往外傳送出去，所以身體重量在足弓由中央往外送出去，因此重量是傳送到腳跟的前方，然後往後通過足跟進入地面。當你遵從腳踝的構造，重量會正確地從腳踝往後傳到腳跟，站立時就會有美妙的穩定感，而腳踝前面是一片展開如扇形的骨骼，這樣的結構使我們即便在站立時，也感覺腳是有彈性的。結構發揮了功能，腳趾就可以自由的活動；如果重量在腳跟，腳趾就沒有這麼幸運了（腳趾不屬於足弓）。（圖7.10）

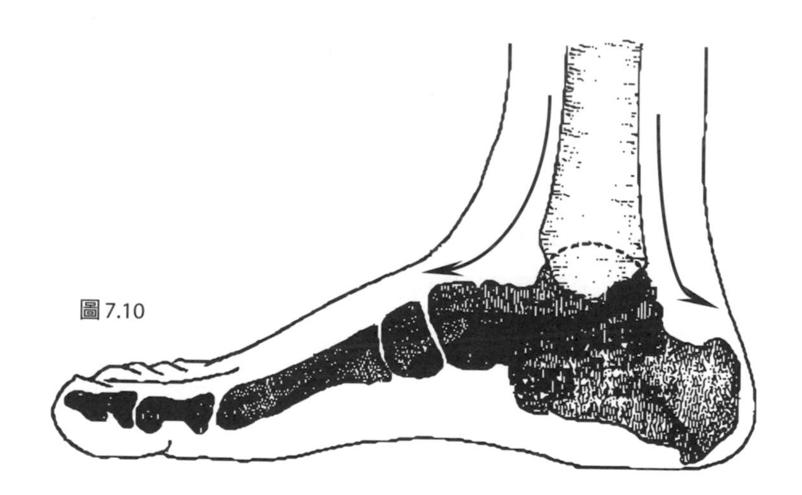
圖7.10

可惜啊，把圓派切成方塊

動覺遭受各種輕視，普遍存在的錯誤身體構圖就是其中一種，這個症候至少有一部分源自我們的文化對身體部位的奇怪命名。以腰（waist）這個字為例，應該稱得上是史上最奇怪的用詞類別之一。如果你對類別感興趣，可以看喬治・拉可夫（George Lakoff）寫的書《女人、火及危險品》（*Women, Fire, and Dangerous Things*）。

腰這個字主宰了我們構圖的方式，自然也就主宰了我們動的方式。我是說腰這個字，而不是指部位，因為腰是虛構的身體名稱，在動覺上是虛而不實的。某個沒有實體根據、完全沒有實質結構的身體部位被稱為腰，也沒有任何醫學院會在解剖大體的某個部位貼上一張「腰」的標籤。可是，你看這一屋子人坐的樣子，你會發現「腰」是形成他們坐姿的重要角色，二十個人當中沒有一個人幸運躲過這個詐術——腰部把身體水平分開，大約在肋骨最下緣跟骨盆上緣之間。這種分隔方式對動作有數不清的影響：讓人長途坐車不舒服，破壞唱歌時所需要的支持力量，削弱演員的舞台表現，使年輕有為的運動選手失去得分的機會，使俊男美女變矮變胖。腰，掩蓋了事實真相。記住，身體的中央支持結構不是水平的，是垂直的。身體的中央支持結構是脊椎，而脊椎不是虛構的，脊椎是具體實在的，且所做之事皆令人讚嘆，我已經說了不少它的功能，還有更多呢！人依脊椎而動，會動得輕鬆靈活；若是依腰而動，則會卡卡。

我們把腰稱為身體的「中間」，那更是雪上加霜。事實上，我們的中間是骨盆底，人體在髖關節分成兩半。把腰認為是人體的中間，就會把骨盆列入下身的上端，變成跟腿是一個單位了。我們常常看到有人走路僵硬，古怪的從地上撿起東西，問題就在這裡。你還記得幼兒撿東西的樣子嗎？在幼兒還沒有腰這個概念之前，她彎曲踝關節、膝關節、髖關節去撿地上的東西，她的脊椎維持在延長而自由的狀態。然而大多數成年人是怎麼從地上撿東西的呢？他們把腿僵直住，彎曲虛構的腰，這個動作既難看又危險。年輕的爸爸媽媽跟我吐露，他們撿完小朋友丟的玩具之後，腰真是不舒服，因此常常忍受凌亂而不去收拾。當他們重新學會跟孩子一樣的屈身方式之後，很享受這個動作。而這一切都起因於一個字：腰。

我們人類只會把這種痛苦加在自己身上。我問過獸醫，有沒有聽過任何人說「貓的腰、狗的腰，或馬的腰」？她說沒有，然後笑了。她認為這個問題真好笑。

事實上，骨盆是上身的下面部分。少數一些人不屈服於文化規範，而保持了軀幹的整體連續性（所謂的軀幹，是指從頭顱之下到骨盆底這個長長單位），這些人在走路、站立、坐著時，都保持著骨盆是連接著脊椎，而不是連接著雙腿。比起屈服於神祕腰部，把脊椎骨盆視為一個整體來使用，能產生巨大的優勢，如果是運動員，就更能達到頂尖的專業成就。觀察職業網球選手等待發球的姿勢，你就會明白我的意思了。以腰區分身體的人，早就在競爭過程當中遭到淘汰了。職業選手則以骨盆底、以髖關節作為身體的中間來發生屈曲動作，同時保持脊椎的整體性。職業選手如果完全充分用上腿部三個關節——髖關節、膝關節、踝關節，就可以在球場上大顯身手。

現在來看看你畫的身體圖。你把腰畫在身體中間嗎？它是組織身體的重要角色嗎？脊椎的連續性被這種區隔給混淆了嗎？骨盆是連接雙腿成一體的嗎？如果是這樣，請照照鏡子，觀察身體的結構安排。如果你改變自己的身體構圖會有什麼變化？請試著以髖關節作為身體的中間，換成用脊椎來組織身體。維持脊椎的長度及完整，不要分割它。讓你的骨盆找到跟脊椎的關係，讓骨盆成為軀幹的一部分。

具力學優勢的姿勢

行文至此，我希望大家明白，在亞歷山大技巧裡我們對骨骼和肌肉同等關注。我們設法在任何活動中找出骨頭之間最恰當的關係，也就是亞歷山大所說的「具力學優勢的姿勢」（positions of mechanical advantage），我們希望這些骨頭有最好的支持，這支持來自肌肉的反射協調作用。骨頭和肌肉彼此互相幫助。在我們輕輕移動骨頭進入恰當的關係時，就提升了肌肉的反射支持；在我們藉著頭部往前、往上啟動反射支持、同時容許身體輕輕跟隨時，我們就

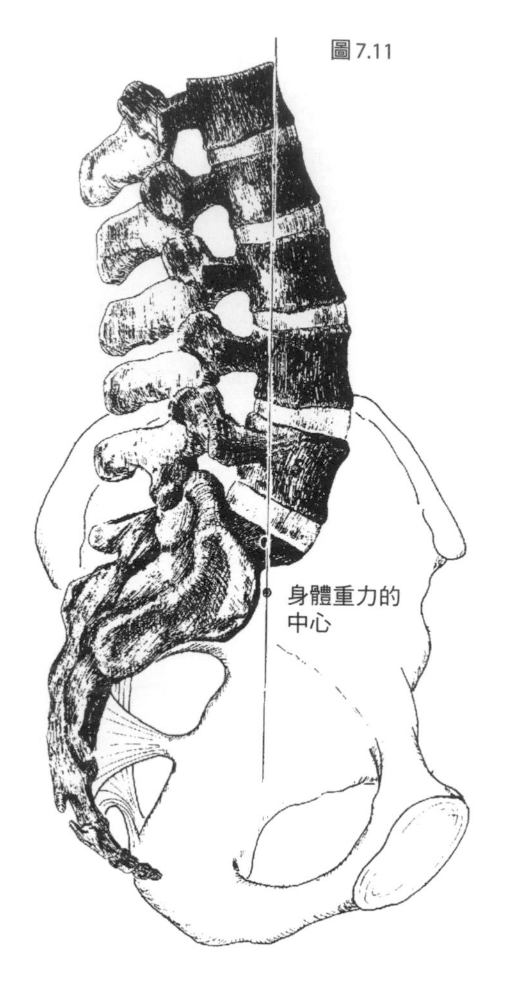

促使骨頭進入正確的關係。

正確的身體構圖，最能幫助我們達到力學上的優勢。此刻我正坐在電腦前寫文章，如果我把骨頭彼此放在具有力學優勢的關係中，同時不干擾它們的支持結構，那麼我可以舒舒服服坐在這兒好幾個小時；如果我覺得不舒服，就必須弄清楚為什麼不舒服，並且調整到舒服的狀態。我會問自己一些簡單的問題：我的頭平穩立在脊椎上嗎？還是往前伸？我身體的前方和後方由承重的脊椎平均支持著嗎？我的重量有效地經由骨盆傳送到椅子嗎？我可能需要想想骨盆結構，以及骨盆跟脊椎的關係，不需要精微的細節，只要正確、簡單瞭解骨盆的力學結構。這是一張骨盆的側面圖，顯示骨盆和腰椎（薦椎上面五節大塊的脊椎骨）的正確關係。（圖7.11）

注意，我們坐著的時候，身體的重量透過形狀像搖椅底座的弧形骨頭傳送到椅子。我們骨盆底座的弧形骨頭和搖椅底座的弧形彎腳一樣好用。搖椅底座的弧形彎腳可以讓搖椅搖動，並且在很多角度直立住，我們骨盆底部的弧形骨頭也是這樣。我們可以把骨盆底座的弧形骨頭往前搖，搖到很前面，或是往後搖，搖到很後面，它仍然可以將重量有效地傳送到我們坐著的表面。例如優秀的鋼琴師彈奏到中央C附近的琴鍵時，經常會把弧形骨頭往前搖，搖到很前面；大提琴手按弦到指板末端（也就是靠近地板）時，弧形骨頭也是要搖到很前面，按弦回到指板前端時，弧形骨頭就往後搖，搖到相當後面。如果大提琴手用頭帶領動作，且脊椎延長，那麼往後搖的整個身姿動作是美妙的視覺享受，往後搖也給左手臂提供了極佳的全身支持。這個弧形骨頭就是許多人口裡所說的坐骨，然而許多人的坐骨構圖很怪異。有位從來不利用弧形骨頭活動能力的大提琴手告訴我，她的坐骨像滾輪。如果我認為自己的坐骨像滾輪，又要滾輪來平衡，可以想像自己也不敢放心地在和椅子接觸的點上搖前滾後。等到她修正了骨盆底座的構圖，發現自己演奏時可以依據樂段所需，在弧形骨頭的任何一點找到美妙的平衡。

注意，骨盆從脊椎的前方，透過薦椎的最頂端接收重量，重量直接由薦椎最上端傳送到骨盆。所以整個薦椎只有最上端三節承重，其餘部位不需要負擔這個工作。我只能說，薦椎這個可愛的、帶點弧度的三角形，功能是保護及美觀。可是許多人卻認為重量是透過薦椎及尾骨傳送到椅子。他們會告訴你，重量是經由尾骨傳送到椅子，或經由尾骨到坐骨然後到椅子。這種想法的結果就是，他們的骨盆往下、往後屈，把難以忍受的壓力丟給下背部。你看，這不正符合動作定律III：腦子裡的地圖跟事實不符時，動作時總是腦子裡的地圖占上風！一般人把重量丟給下背部，是因為他們真心相信下背部是用來承擔重量的。謝天謝地，幸好人體不是這樣設計的。事實上，重量透過骨盆結構傳送到椅子時，尾骨和大部分的薦椎是處在悠哉狀態的。請參考骨盆正面結構圖。（圖7.12）

想想看這個結構對站立的意義。再次引用「事實真相是我們的好朋友」這句話。薦椎頂端十分粗厚，非常強壯，足以承受脊椎傳送下來的重量，再往下的部分就變薄了。同樣地，接下來傳送重量到髖關節的骨盆部位也是粗厚的，大腿骨也像這樣。如果你有機會看到人體骨骼模型，觀察一下骨盆，去感覺骨盆粗厚的部位。注意，骨盆上、下沒有承重的骨頭都是薄的。粗厚部位的功能是

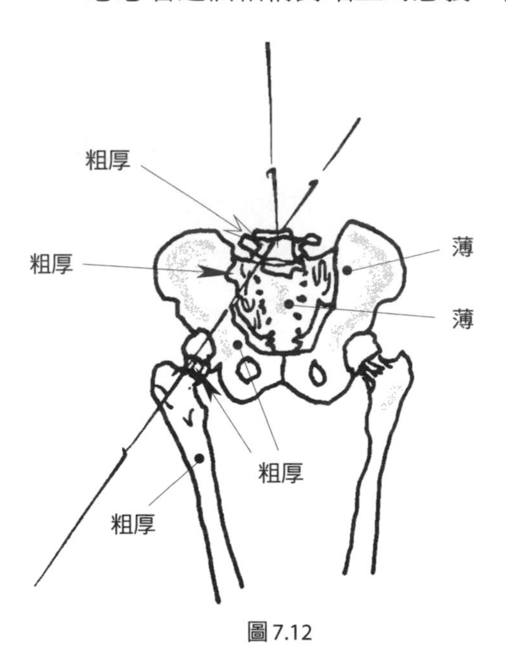

圖7.12

傳送重量到大腿股骨，你看，股骨的結構很奇妙、很特別，可以把重量帶得相當遠，到達身體邊緣，然後把重量往下、往內送往膝部。這讓人類的骨盆底很穩固。如果重量從骨盆下來的方向更往內，我們就絕對不會有個穩固的骨盆底。注意圖裡的線條，代表重量在骨盆傳送的路徑，我們常在建築物看到這種角度。有位參加我工作坊的建築師看了這張圖隨即明白了。他說：「哇，第一位弄清楚如何處理教堂圓頂龐大重量的建築師，一定是看著人類的骨盆吧！」

注意，骨盆是由兩塊一模一樣的髖骨所組成。兩塊髖骨的上端內側與薦椎連接，兩塊骨頭的前下方在恥骨相連接。下面是其中一塊髖骨的外側圖。（圖7.13）

注意髖臼的位置。你看到反覆出現的主題了嗎？這個關節在髖骨的中央，符合側邊承重的中央性。就在這兒，我們的上半身和下半身在這裡（骨盆底）會合。我們的下半身，也就是我們所說的腿，有三個關節——髖關節、膝關節、踝關節，上半身的重量——軀幹、頭、手臂，就由腿的三個關節來傳送，不管我們在什麼姿勢，它們都能有效傳送重量。有些讀者可能

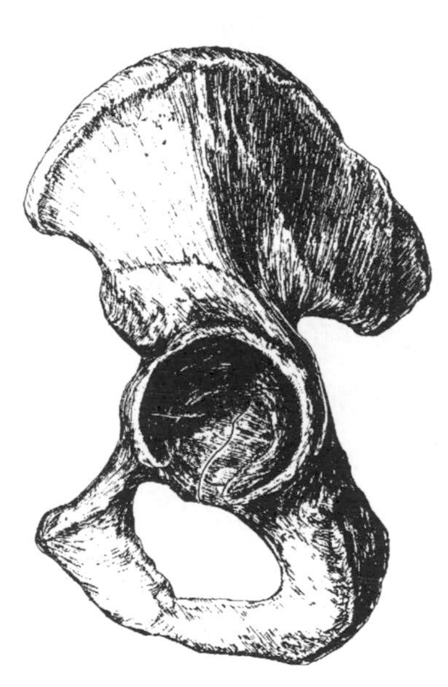

圖7.13

覺得此理甚明，不需多言。有些人卻需要跟他們講清楚，因為這跟他們的身體構圖不一樣。許多人認為，髖關節可以活動腿部，卻從來沒有想過髖關節也能活動軀幹。如果我請這些人從髖關節前彎軀幹，他們不會，或是搞半天才做得出來，而且覺得這樣很奇怪。然而對日常生活中很多工作來說，從髖關節彎曲身體是最具人體力學優勢的姿勢，例如洗碗。請再回頭看看亞歷山大本人具力學優勢的姿勢（這種觀摩永遠不嫌多），他從髖關節彎曲上半身，腿部關節擺放的姿勢可以輕鬆承載上半身的重量。亞歷山大直接從骨頭教導這個關係，在亞歷山大術語裡，我們稱這個姿勢為「猴子」——對那些從來不用髖關節前彎的人來說，真是前所未有的體驗！然而他們一旦學會「猴子」姿勢，許多過去做起來僵硬、困難的活動，譬如打網球等待接發球的動作，或是鑽進小汽車等等，都變得輕鬆又自然。

如果我們生活裡仍然常常有蹲的動作，我相信，我們會比較清楚軀幹在髖關節處是可以動的。假設我們像遊牧民族貝都因人一樣蹲著喝咖啡，或者常蹲在河邊洗衣服，或蹲在小火堆上煮咖哩豆和烤薄餅。蹲，似乎是人類的自然動作，然而我發現許多學員失去了輕鬆蹲下來的自由。許多人蹲的時候，腳板無法平貼地面。儘管如此，他們覺得蹲的感覺不錯，即使只能短時間蹲一下。注意，蹲事實上就是進階版的「猴子」。再想想小小孩是怎麼從地上撿東西的，他蹲下來的動作總是順暢而相稱，膝關節彎曲的程度跟身體前傾有適當的比例。優秀的武術家總是展現出這樣的適當比例，你可以在功夫電影裡看到這種身手。頂尖的網球選手以半蹲姿勢等待接球，不妨去模仿他們的姿勢，嘗試各種蹲法，剛開始可能不容易，等到你修改了地圖，並且恢復了首要控制，做這個動作就比較簡單了。

我經常希望英文的詞彙裡沒有腿（leg）這個字。如果我們只有關節的名稱——膝關節、踝關節、髖關節，應該會動得比較好。很多人認為腿是用來站的，而不是用來動的。大多數的人畫手臂的時候會加上關節，或者至少有那麼一點關節的樣子，畫腿的時候卻畫成兩根棍子，完全沒有可以動的跡象。這些人一旦覺知到下半身有數個關節連結以便活動時，就動得比較自由了。「猴子姿勢」是種簡單的實驗，能呈現身體的力學優勢，去跟亞歷山大老師學習，要多多練習。

更讓人混淆的是，很多人認為「腿」只是下肢的一部分，是膝到踝這一段，我那本字典中，對腿的定義就有這麼一條。若照這種說法，大腿（thigh）該有的價值就被貶低了。

許多人腦子裡膝和踝的構圖，經常模糊了它們作為動作發生點的關鍵作用。人的動作常常會洩露他腦子裡的地圖。某人說：「我稍微站一陣子，膝關節就疼痛。」他可能一邊說一邊有動作，譬如用手掌包住膝蓋骨，這個動作顯示出他口裡說膝關節，其實指的是膝蓋骨。他可能接著說：「嗯，事實上是膝關節後面不舒服。」由此可確定，他把膝蓋骨當成膝關節了。我請他把膝（knee）這個字保留給膝關節本身，當他的想法一改變，步伐隨即變得正常，站的樣子也輕鬆多了，走路時膝關節輕鬆地往前帶動，後腿筋是延長而非縮短。如果你把膝蓋骨想成膝關節，就會想從膝蓋骨的中間做屈膝的動作，並且把覺知集中在前方。事實上，就如你看到的這張圖，膝關節是在膝蓋骨的底部，你應該要感覺到它的整個圓周範圍。（圖7.14）

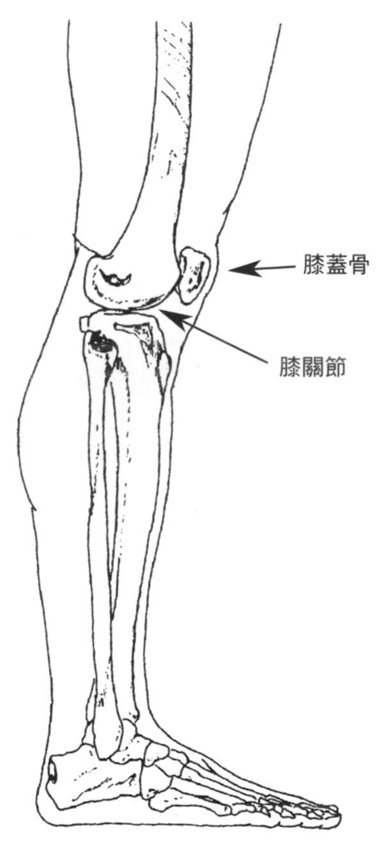

圖7.14

腳踝（ankle）也有類似的情況。當我問一般人踝關節在哪裡時，許多人把手指放在小腿骨底部突起的骨頭上。在他們的地圖裡，這兩塊突起的骨頭就是踝關節，並且急切的想從這個地方活動腳。等到他們清楚踝關節真正的位置是在這兩個突起骨頭的中間時，立即發現腳的動作輕鬆多了，也比較容易在足弓上取得平衡。清楚結構，對於學習亞歷山大技巧非常重要。還記得前面說過的嗎？典型的身體「向下拉住」牽涉到腿部肌肉縮短、緊繃，而腿部肌肉之所以會如此，是因為背部縮短、髖關節往前推。這個縮短狀態改變了小腿到足部的休息關係，把小腿骨往後拉，失去了跟踝關節的垂直關係，使得踝關節周圍的肌肉抓緊，以補償失去的整體力學結構。如果一個人解除頸部和背部的「向下拉住」，卻不解除踝關節的抓緊狀態，人會往前倒，那是不舒服的。解除「向下拉住」必須要解除全身的緊縮狀態，包括小腿和腳，否則身體太容易被誘發回到緊縮狀態。如果學員踝關節的構圖太高，或者定位成兩邊隆起的骨頭，而不是關節，在這種情況下，是不容易鬆開踝關節的。還記得嗎，地圖不僅是結構，還包括功能。如果一個關節被定位成關節，那麼它隱含的功能就是動作；如果關節被誤認為是兩塊隆起的骨頭，你就不會認為那裡會發生動作。我請學員在踝關節活動他們的腳，有些人露出吃驚的表情。他們若是坐著，可以伸手去摸腳踝，然後小心仔細地旋轉足部。「啊，耶，我猜那裡的確會動，我從來沒嘗試這樣做！」、「你覺得那兒的動作是怎麼一回事？」、「啊，我一直以為動作是在腳裡面，你看我能扭動腳趾頭，但從來沒想過整個腳的動作。」

那些確實定位踝關節位置的學員，用踝關節活動腳沒問題，但有時搞不懂如何透過腳從踝關節來動身體。因此當小腿骨放鬆後回到和踝關節垂直的關係時，反而會覺得奇怪，認為人類似乎不可能這麼動，因而繼續僵住腳踝。你有沒有發現，這和軀幹從髖關節彎曲的問題一樣。問題相同，只是位置不同。

所謂力學優勢，就是重量以最輕鬆的方式平均分布在關節上，同時最輕鬆省力地活動。任何處在休息關係的關節，從這種狀態出來的動作最輕鬆。頭和脊椎的關係平衡，頭就可以在脊椎上面輕鬆的活動；軀幹和腿的關係平衡，軀幹就可以在腿上面輕鬆的活動；軀幹、兩腿和足弓的關係平衡，軀幹和雙腿就可以在足弓上面輕鬆的活動。如果關節之間的休息關係因為身體「向下拉住」而受到損害，那麼動作就不再輕鬆。想要重新活動自如，就要恢復骨頭和骨頭之間輕鬆平衡的關係。我們再次瞭解到，肌肉和骨頭之間會因美妙的互惠互助關係而形成良性循環——我們讓肌肉自由，骨頭就可以回家休息；我們把骨頭放到正確的關係上，就可以讓肌肉發揮活動和支持的功能。

快樂的手臂地圖

我把手臂的構圖留待最後來討論，因為我真心相信在人體設計上，手臂是事後想到才加上去的，就好像讓歌手唱歌有個伴奏。手臂以美妙平衡的方式吊掛在平衡的結構上，只有在我們干擾了這個平衡時，手臂才會有麻煩。猜猜看，最主要的干擾是什麼？就是代表性的「向下拉住」。要弄清處干擾是怎麼發生的，我們要再次回到結構。這是手臂的正面圖。（圖7.15）

注意喔，一隻手臂包含一根鎖骨、一片肩胛骨、一根上手臂骨頭、兩根下手臂骨頭、手腕和手。鎖骨和肩胛骨很重要，把它們包含在手臂裡代表手臂有四個關節，而不是一般人認定的三個關節。

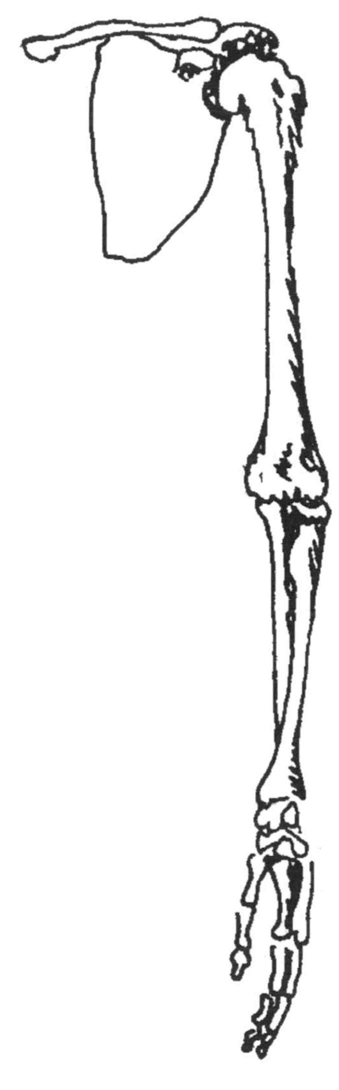
圖 7.15

手臂結構跟軀幹僅僅靠一個關節連結，就是鎖骨和胸骨相接之處。我們常說的「提起肩膀、肩膀往前、肩膀往後、放下肩膀」，這些動作都是從這個關節產生的。你用手指摸著鎖骨，然後做這幾個動作，就明白我在說什麼了——鎖骨是透過它與胸骨的關係來活動；我們可以清楚感覺到這個關節的動作，因為鎖骨就在皮膚下面。如果你將指尖放在鎖骨的尾端，鎖骨在這兒跟肩胛骨連接，然後做肩膀往上、往前、往下、往後的動作，你會發現自己的指尖跟著鎖骨在畫圈。然後把指尖放在肩胛骨上端，再做這幾個肩膀動作，你就會知道肩胛骨動多少了，並且體會肩胛骨動的感覺真好。胸骨連接鎖骨這個關節的構圖正確，是軀幹上部及手臂動作得以自由的關鍵。如果沒有這個關節的構圖，自然就不會用上它，這個關節就會僵硬縮著，需要它時，例如投籃、伸手拿高處的杯子、拉小提琴，它都不知道要貢獻自己的能力。這會迫使手臂第二個關節（上手臂跟肩胛骨連接的關節）過度使用，在需要重複使用四

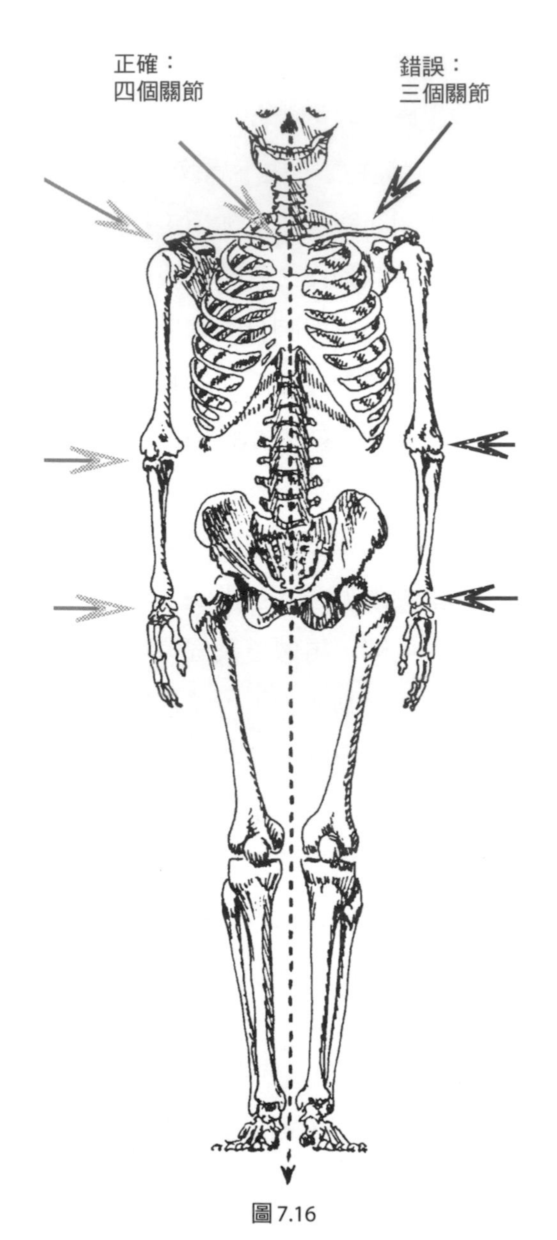

圖 7.16

個關節的活動裡（例如游泳），這種不成比例的關節使用方式是拉傷的來源。

更糟的是（事實上糟透了），認為手臂只有三個關節的人，通常還搞錯第一個關節的位置。下圖左邊箭頭揭示了事實真相，右邊箭頭揭示了不實的想像。（圖 7.16）

許多人都有這樣的錯誤構圖，以及伴隨而來的苦惱。這些人不但沒有得到鎖骨和胸骨之間（這裡實際上應該是手臂的第一個關節）自由活動的好處，還把整個軀幹上部的肌肉緊繃起來，感覺自己好像正在活動著想像中的第一個關節——他們把兩個真正關節的中間認為是第一個關節的位置。請看右邊的箭頭。只要告訴他這個簡單的事實就有立即的幫助，長期惱人的手臂問題就能澄清。當小提琴手終於知道用對的關節數目、對的關節位置來演奏時，就別提他們臉上的表情有多吃驚、多歡喜了。原先困難的弓法似乎瞬間變容易了！在這些諸多例子中，我經常想，我們身懷人體之寶而不知，真是暴殄天物啊。以小提琴手來說，他們若是在學琴之初，就學會了這簡單的手臂結構算術題，往後就不會因為算術錯誤而使得技巧無法進階。

為什麼準確的手臂構圖在學習亞歷山大技巧時那麼重要？因為在亞歷山大技巧裡，我們關注的是讓身體回到它天生的體態。如果身體因為「向下拉住」縮短、變窄，我們就想辦法讓它延長、放寬，回到正確的比例。這經常需要軀幹的上半部往外、往上釋放開來，因為「向下拉住」把軀幹的上部往下、往內拉。如果把關節的位置誤認為在真正的第一關節和第二關節之間，是沒有辦法讓軀幹上部徹底往上、往外釋放開來的，因為緊繃會維持貌似真實的結構感覺。這個雞生蛋蛋生雞的問題我不知道如何解答：是緊繃加強了地圖，還是地圖源自於緊繃，或者以上皆是。我不知道答案，也不知道如何找到答案。不過實際上無關緊要，當一個人以真實取代錯覺，這個改變會使得一切都自由。於是，當亞歷山大老師引導學員做動作，促使她的軀幹上部往上、往外釋放開來時，學員就可以沒有困難地跟著老師做，因為動作不會像以前那樣，挑戰她對於身體這一部分的認知。

你可能會很疑惑，為什麼我可以說「肩膀」（shoulder）時，卻要說「軀幹上部」(upper torso)呢?我認為,英文的造字者給了我們肩膀這個詞,它帶來的破壞力幾近於「腰」這個字。這又是把一張圓派切成方塊的例子!圓派當然可以切成方的,可是太不符合常理了。房間裡有十個人,若我問:「什麼是肩膀?」至少會有四到五個不同的答案,其中兩、三個南轅北轍根本無法並存。若是問「什麼是鼻子」這種明明白白的問題,答案就會全體一致。關於肩膀,最普遍的答案是這樣的:包含大約三分之一的鎖骨、四分之一的肩胛骨、幾公分上臂,還沾到兩、三根肋骨的邊。這不合理嘛!我要學員至少未來六個月,在他們的身體詞彙中刪掉肩膀這個字(當然在高速公路上他們可能需要用到「路肩」),換成手臂關節。如果你稱呼那部位是肩膀——那些不知怎麼的突出在身體上端的東西,你就會搞不清楚如何擺放它們。反之,如果你叫它手臂關節,就會完全清楚各個關節該有的休息位置。

哪裡是它們該有的位置?請記住,鎖骨大約和地面平行時,就是第一關節(鎖骨連接胸骨的部位)的休息位置。它既不會太高,也不會太低;不會太向前,也不會太向後,而是恰恰平衡。有些人的鎖骨被拉得太低、太後面,幾乎看不見了,這種人拉小提琴問題可大了,因為鎖骨是小提琴的托架。對舞者也是個大問題,因為這麼一來軀幹上部的動作會很難看。當鎖骨回到休息位置時,會有一種輕鬆的感覺,從這個關節可以做出各個方向的動作。你明白了嗎?活動能力始終是關鍵。如果關節是自由的,它就能好好的動。

手臂的第二個關節（即上臂骨頭和肩胛骨連接的關節）一定要構圖清楚，才能讓背部完全自由。這兒我們對抗的不僅僅是普遍存在的錯誤構圖，還有嚴重的文化制約——姿勢這檔事。姿勢（posture）這個詞，它的核心教條是，「把你的肩膀收到後面」，或是更粗暴的版本，「把那些傢伙收到後面去」。看到服從這個命令幾十年的學員，我有時真想哭。這種姿勢從來不會讓他感覺手臂自由的動作，只會讓他的肩胛骨總是不舒服，可是爸爸、媽媽和阿嬤當然是對的啊！錯、錯、錯，爸爸、媽媽和阿嬤是錯的。肩膀不屬於後面，老天沒有那樣設計。手臂第二個關節的設計，是平衡擺在身體側面的正中央。聽起來有沒有很熟悉？在中央。既沒有往前，也沒有往後，而是剛好平衡在中央。（圖7.17）

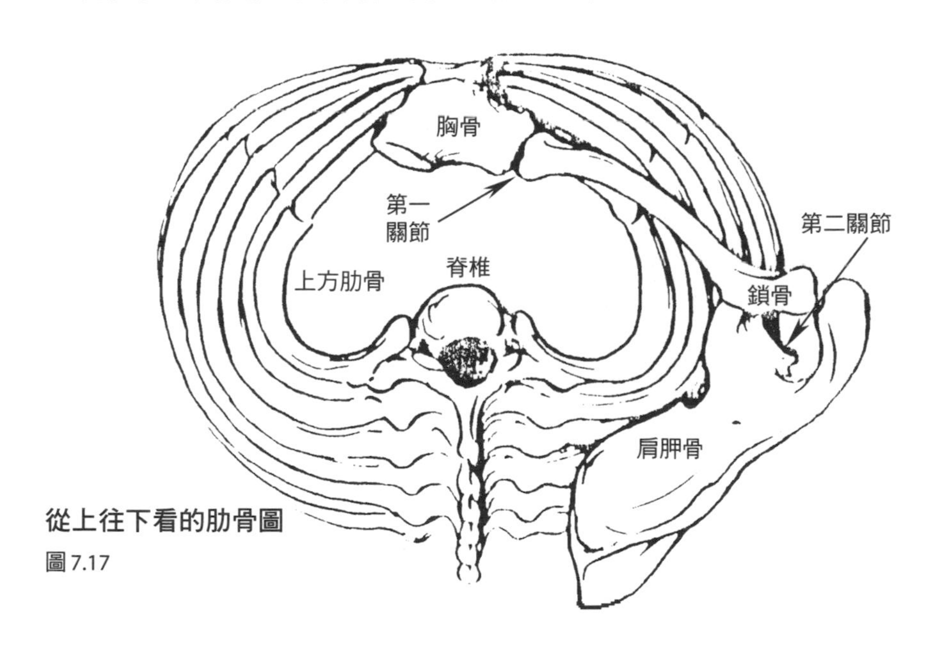

從上往下看的肋骨圖

圖7.17

爸爸錯了，媽媽錯了，肩膀不往後。肩膀往後讓孩子很難受，讓大人很難受，毀了音樂家的音樂生涯，也讓你學習亞歷山大技巧時多費不必要的力氣。有時學員很難明白，我們其實不教姿勢，亞歷山大技巧跟姿勢這檔事沒有關係。我們教導的，是不一樣的「抬頭」；我們的抬頭能讓身體自由，而不是僵住身體，不是那種肩膀往後一夾的「抬頭挺胸」。對於那些手臂結構位置太前面的學員來說，明白這一點特別重要，因為當她的頭回到脊椎上平衡的位置，脊椎從縮短的狀態當中延展開來時，她會感覺自己的手臂結構輕鬆回到了家。她會很喜歡這種自由的感覺，如果她想複製這種愉快的感覺，但沒有先讓脊椎自由地往上延長，而是直接移動手臂結構，那就危險了，在這種方式下她得到的不是自由，而是壓迫。另外，她可能把這種自由感當作是開闊，因此做出擴胸的動作以擴張正面的寬度。如果此後她都以關閉背部為代價來打開正面，也會有危險。或許她過去太習慣緊縮背部，所以沒注意到它的緊繃，不過，她會知道自己失去了在老師引導之下的那種好感覺。如果這位學員能正確定位出手臂第二個關節的構圖，就會去尋找那種平衡、輕鬆的感覺，而不是在身體某個部位擺出某種姿勢或刻意挺胸。她會明確感受到，是背部的開闊讓手臂結構輕鬆的回到平衡狀態。

手臂下面的關節

如果你是音樂家，正苦於手腕或手肘肌腱發炎，或手指控制有問題，或有腕隧道症候群或網球肘，那麼你可要仔細弄清楚手臂下面兩個關節的結構。如果你的地圖是錯誤的，就需要修正。如果你有這些毛病，我敢斷言你的地圖是不正確的。

首先我們來研究肘關節。這是兩根骨頭和一根骨頭連接的關節，請看右邊的圖。（圖7.18）

前臂有兩根骨頭，這樣才能旋轉前臂把小提琴帶到演奏的位置（你現在明白了吧，從成為小提琴家的必要條件，就可以解釋全身的結構。這究竟是出於創造律或演化律，你認為是哪一種隨你的意）。玩笑放一邊，回到正題。如果我們的前臂只有屈伸的動作，那麼只需要一根骨頭就可以了。但是我們還要旋轉前臂。注意，肩關節也能旋轉，但前臂旋轉的動作跟肩關節不同（肩關節的結構不一樣，它旋轉不需要兩根骨頭）。把兩個關節都轉轉看，直到你能完全區分兩者的不同。

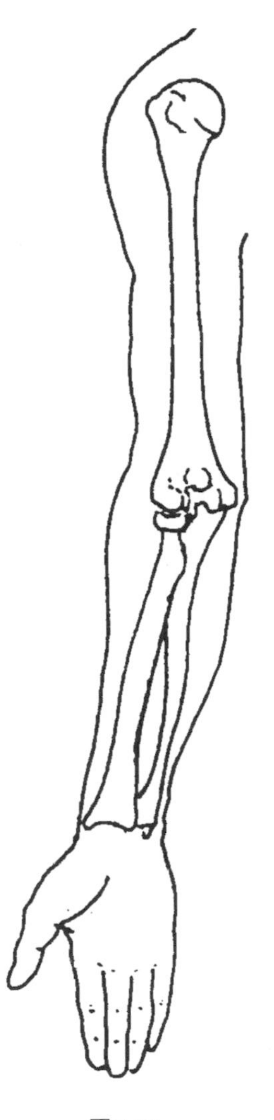

圖7.18

圖 7.19

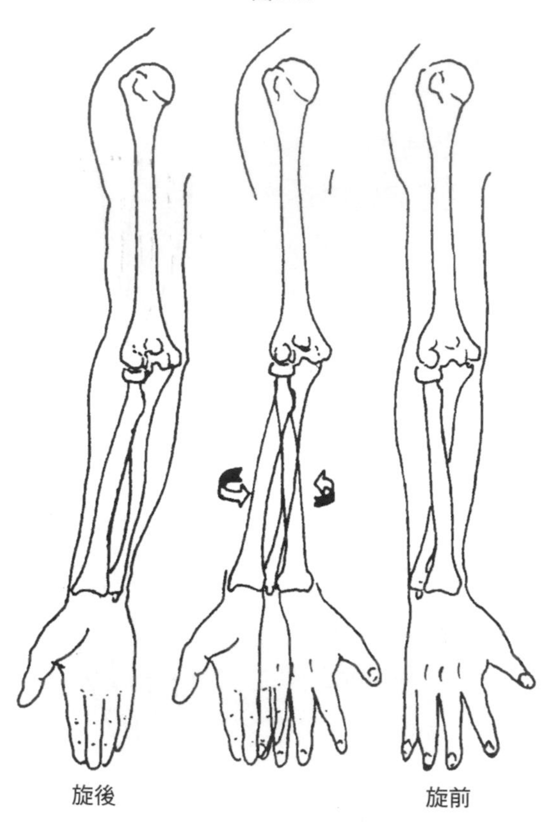

小提琴手請注意，你把小提琴拿上來放到拉琴的位置，你的手肘做了兩個動作——屈肘及轉肘，許多人因為誤解了這個旋轉的動作而招來極大的痛苦。小提琴手的麻煩幾乎總是來自於旋轉時縮短了前臂，因為他認為拇指這一側的骨頭是前臂的旋轉軸，前臂繞著這根骨頭旋轉。奇怪的是，他旋轉前臂的樣子看起來幾乎真的像是這麼一回事。不過，事實當然不是這樣。前臂的旋轉軸是小指那一側的骨頭。

好好研究這三張圖（圖 7.19），圖片正確顯示旋轉是怎麼發生的。我會透過一連串的探索來引導你，希望能讓你在自己身體上看清楚這一點。

請用你的手指去摸摸小指那一側的前臂骨頭，這根骨頭叫尺骨，你可以輕易摸到整根骨頭的長度。小指側的手腕上面有個明顯突出來的骨頭，這是尺骨的下方尾端。有人把這個突起的骨頭和另一側突起的骨頭當成手腕。如果你也這樣認為，請修正你的地圖，你的手腕在這兩個突起骨頭和手之間。尺骨的另一頭是一個尖凸，有人叫它手肘。手指沿著尺骨上下來回多摸幾次，直到完全清楚它的位置。接著我們要來關注前臂的另一根骨頭：橈骨。拇指側的手腕上有一個跟小指側相對應的突出骨頭，這是橈骨的下方尾端。從這個突起的部位沿著骨頭往上摸，橈骨的上方尾端很難摸到，因為那兒的肌肉很厚。不過還是有辦法，將前臂與地面平行，掌心朝上，用另外一隻手的拇指和其餘四指同時摸這兩根骨頭。你會發現在這個姿勢裡，前臂的兩根骨頭是平行的。

現在準備旋轉前臂了，看看會發生什麼。掌心仍然朝上，另外一隻手的手指放到尺骨上，手指張開來，這樣可以感覺到整根尺骨。輕輕旋轉你的前臂。注意，尺骨沒有轉動，掌心慢慢轉向地面時，你的探測手指仍然停在原來的位置。

現在你明白了吧。尺骨是旋轉動作的軸，它是穩定不動的，是旁邊的其他一切繞著它轉。關於軸（axis）這個字要解釋一下。地球是繞著地球中心的軸旋轉，因此有些人就認為，只要有旋轉，軸必定在中央。其實不然。我們稱一本書的裝訂側是它的軸。那個軸在書的中央，但它跟每一頁的相關位置就像尺骨跟旋轉手臂的關係，是位於側邊。注意，前臂的旋轉不是360度，而是180度，就像大部分書的翻頁。因為拿起小提琴也就只需要這種程度的旋轉，不需要更多的旋轉。

現在要改變探測手的位置了。中指放在尺骨上方的末端，拇指放在橈骨上方的末端，然後旋轉前臂。你會發現拇指和中指停在原位沒有移動，這兒也什麼變化都沒有！那要怎麼解釋動作呢？祕密即將揭曉。這次將探測手的指尖放在橈骨下方的末端，然後旋轉前臂。哈，明白了嗎？你的手指跟著橈骨下方末端走了180度，所以是橈骨在旋轉中越過了尺骨。明白了嗎？這兩根骨頭在未旋轉之前是平行的，旋轉之後成為交叉狀，其中一根越過了另外一根。現在拿兩支筆，或兩支餐刀，或者就用你的兩根食指，來代表前臂的兩根骨頭，用另外一種方式呈現這個現象。好，伸出兩根食指併排，幾乎要碰到一起，把代表橈骨的右手食指放在代表尺骨的左手食指上，形成一個X型。尺骨保持不動，橈骨繞著尺骨移動。這就是前臂兩根骨頭旋轉的方式。

這有什麼重要嗎？很重要，重要得不得了，有些演奏者搞反了，音樂生涯就此毀了。有些演奏者試圖穩固橈骨，以尺骨繞著它轉動。他們把拇指及拇指側的骨頭當成軸，用這種旋轉方式急切的把小提琴拿上來，因此使得前臂肌肉極為緊繃，最終造成肘和腕難以忍受的壓力。

除了前臂緊繃之外，還有其他線索可以看出這個弊病。手的方位是其中一個。那些前臂旋轉構圖不正確的人，平時幾乎總是將拇指跟橈骨保持成一直線。他們的手就是這麼放在腿上的；就是這樣伸手去旋轉門把或轉水龍頭；揮手再見、與人握手，都是這樣保持著。如果這些都是你的習慣，請花點時間仔細研究問題在哪。現在把手和前臂擺出那種習慣的位置關係（就是拇指跟橈骨保持成一直線），然後把拇指壓在掌心，拇指藏在掌心這個姿勢可能讓你比較明白，你的習慣讓你的手和手臂形成的角度造成整個手腕外側長期緊縮。現在換個方式，請把小指跟尺骨保持成一直線（可能你會覺得不習慣），然後拇指藏在掌心，你會發現這樣手和前臂的關係是輕鬆的，手腕的兩側都不會有慢性緊繃的現象。這就是手和前臂的休息關係，從這樣的關係當中發出的動作是最輕鬆的。除非手腕需要做什麼動作，要不然手和前臂就保持在這種關係裡。休息姿勢是辨認地圖的好線索。

腕與手

說來好笑，好些人來求救，是因為腕或手的使用方式引發嚴重的問題，但是在他們的身體地圖裡根本沒有手腕！他們直接把手畫在手臂之下，中間沒有手腕。可是其中幾位卻把膝部畫的有模有樣，在大腿骨和小腿骨中間畫了大圈，圈圈裡面還有一個小小的膝蓋骨。我推測，是身體的「向下拉住」加諸在膝關節的壓力，使得他們覺得自己的膝關節像足球那麼大。可是手臂結構縮短的狀態會扭曲了手腕的動覺認知，以至於、甚至於無法感覺到手腕。這又是一例：構圖錯誤能讓身體結構看起來就像是他們所想像的樣子，而

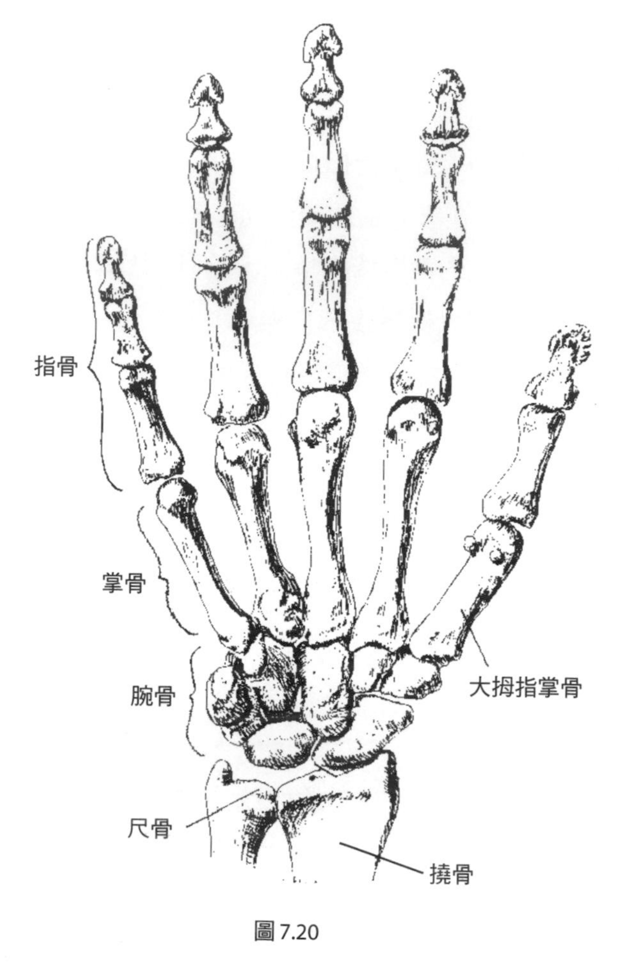

圖 7.20

這些人看起來就真的好像沒有手腕！

這是手腕圖（圖7.20）。很容易說出亞歷山大技巧對手腕的期待：希望腕關節不受壓迫，尤其是長期慢性壓迫。我們希望皮膚、肌肉、肌腱輕鬆綿延越過腕關節，希望動作時腕關節不緊縮，有充分的活動能力。我們希望手指活動時手腕不僵硬，即便是抓或打，手腕仍不僵硬。至於舞者和演員，我們希望他們的手腕發揮得淋漓盡致。而手腕要自由，手腕的構圖就要準確。

注意，拇指的第一個關節是和腕骨連接，而不是在掌骨的末端。手腕長期緊繃讓拇指喪失相應於其他手指的活動能力，拇指變得沒辦法輕鬆的貼在掌心。所以手腕自由，拇指就會自由。

身體區塊

大多數的人來學習亞歷山大技巧時，他們的身體地圖是按大塊區分開來的：頭和頸；腰以上；腰以下；右手臂；左手臂；右腿；左腿。腰的作用就像地理上的巴拿馬運河，把世界切割成已開發和未開發。兩條腿完完全全是第三世界。我建議一個新的世界秩序：頭；軀幹；右手臂；左手臂；右腿；左腿；下顎。

希望你能明白，身體構圖這件事既有趣又有效用。你的老師會幫助你，但是大多數情況下你可以自己來，使用一些資源，例如人體解剖書，我在本書開場時，有推薦兩本。一旦你有了準確的關節位置構圖，清楚身體承重的力學結構，只要你有興趣，幾乎可以無窮盡、精益求精地探索下去。你可能為了特別的目的，希望自己的身體地圖裡面有非常精微的細節。我認識一位雙簧管樂手，她對臉頰的肌肉知之甚詳，故能做出細緻的吹口變化，使得吹奏的音聲美妙豐富。有些歌手有複雜的發聲機制地圖，能任意改變軟顎下面及後面區域的形狀，來發出自己想要的母音。演員可能不需要精細的結構地圖，但是需要熟悉並善用結構的功能。我跟劇場動作班的學員說：「你們應該要能夠扭動自己的頭皮和耳朵。」有些學員認為很可笑。直到一天，有位年輕的帥哥在班上親身示範，他們才懂：笑的時候只要把耳朵往後拉，就能做出純樸男大學生傻笑的樣子，像隻呆頭鵝那樣笨笨的。這一招可以讓他爭取到喜劇角色，耳朵不會扭動的演員是得不到的。就像美國演員丹尼爾戴路易士（Daniel Day Lewis）有全面的演技，還靠著靈活的左腳得到奧斯卡金像獎。

關於身體構圖及身體覺察這方面，一定要提一下邦妮・柯恩（Bonnie Bainbridge Cohen）的身心平衡技法（Body-Mind Centering）。柯恩請案主感覺身體裡所有的組織器官，例如胰臟，或是淋巴液的流動，或是骨髓正在製造細胞。我很難相信有人可以感覺得到，我自己是一點兒也沒辦法，也不知道自己能不能學得來。柯恩的學生聲稱他們體會到了。如果真是這樣，那麼，身體構圖會比現在我所知的更精細、也能有更完整的體驗。確實不假，當我開始恢復動覺時，完全沒有想到二十九年之後，竟然能夠有今天這樣的感受能力。我想說的是，在身體構圖以及身體覺知這件事上，不要設限，好好玩一玩。

有用的肌肉地圖

我們早期的身體構圖教學大多集中在骨骼結構，因為一般人誤解自己的關節導致誤用，而受極大的苦。我和威廉・康樂伯兩個人都知道肌肉構圖的問題也不少，不過初期我們只能分辨三種基本原理。

第一是，有些情況只需要知道肌肉存在，以及有些部位是沒有肌肉的。認為手指覆有肌肉的人，手指會不斷地用力來印證他的地圖。當他發現根本不是這麼一回事的時候，真是鬆了一口氣！相反的例子是，認為臉部的骨頭上就只有一層皮的人，他的臉就像一張面具。只有等到他發現皮膚和骨頭之間還有層複雜的肌肉，臉部才恢復動作能力，而有了表情。許多亞歷山大技巧的初學者認為，他們是用頭部肌肉，或是頭部裡面的肌肉來移動頭部，這也只能等到他們擺脫頭部有龐大肌肉這種可怖的錯覺之後，才有可能學會讓頸部自由，讓頭恢復輕盈和靈活。

第二個基本原理就是之前早就提過的，肌肉的自主動作及非自主動作的重要區分。學員想要用感覺自主動作的方式（例如動作感受、肌肉控制），而不是以動作的質地（例如平衡、輕盈、平穩）來感覺維持直立的非自主動作，就會陷入麻煩。肌肉的自主動作是可以做出來的，但肌肉的非自主動作必須在容許、准許、合作、鼓勵、誘導之下才會出現。這個區別是動作裡所謂「為／無為」（doing/non-doing）這個「悖理」的核心。

第三個基本原理是，肌肉構圖是否有幫助，可能要靠對肌肉群的瞭解而定。在身體「向下拉住」的狀態裡，我們緊繃了控制頭部動作的肌肉群，必須讓這群肌肉自由，才能解除身體的「向下拉住」。

除此之外，我們不知道肌肉構圖裡面什麼是有用處的。修習人體結構學，解剖大體及生理學得高分的學生，他們的身體不見得更好，因為他們浸淫在肌肉的複雜及特殊現象當中，可能落入見樹不見林的窘境。他們身體這兒緊、那兒緊很不舒服，但是一點解決的辦法也沒有。緊繃肌肉的地圖是畫出來了，這個地圖卻不管用，就像是有了金銀島的地圖，卻沒有船。

現在有人划著船來了。美國伊利諾州的瓊安與亞歷山大・馬瑞（Joan and Alexander Murray）夫婦，對已故人類學家雷蒙・達特的研究感興趣。達特研究人類演化史，研究重點是靈長類動物的身體結構以及直立過程。達特根據所學，發展出一套具有力學優勢的姿勢。馬瑞夫婦運用所謂的「達特動作程序」（Dart's procedures）來促進亞歷山大技巧的學習，跟亞歷山大老師總是使用「猴子」姿勢的教法差不多。

達特文章裡對肌肉組織的螺旋結構有非常實用的討論。（請參考書後約翰・柯芬的書目，我特別推薦達特寫的《技巧與平衡》〔*Skill and Poise*〕）他對肌肉結構的描述，在正確的抽象層次上擴大並完善了我上面提到的基本原理。他說：「這個肌肉群安置在這個骨架上，並以這樣的方式運作，一定有它的道理。」達特的描述既不會太簡略，也不會太細瑣，非常恰當好用。它們符合良好構圖的標準，一旦理解了，單單這個訊息就能改善身體的使用方式。更且，把達特動作程序運用在亞歷山大的發現裡，正是在自主與非自主之間搭了一座橋，給複雜的動作提供了堅固無比的基礎。

當骨頭被定位為骨頭，那麼骨與骨之間的空間就變成了關鍵。我們愛關節，其次是重量支持功能，美妙的支持感來自重量透過骨骼不費力地傳送。有效的骨骼結構有兩個要素：關節和重量傳送。

把焦點換到肌肉群使我們看到另外一種地貌。我們對於不同的地圖形式習以為常，對於不同類別的身體地圖也要感到自在。例如，北美洲水域地圖就跟地形高度圖或氣流圖不一樣，然而每一種都是準確的。同樣地，骨頭地圖和肌肉地圖以不同方式組織同一個空間。以骨盆為例，我已提出有力的論據，說明骨盆是軀幹的一部分，是身體上半身的下部，骨盆底是身體的中間。

同樣的身體部位，若從肌肉群的觀點來看，則強調臀部往下繞著大腿、膝關節構成大片螺旋肌群，以此來支持骨盆是腿的一部分。每一種觀點都是正確的，每一種觀點都有用，沒有必要去比較哪個好些、哪個差些。我在這裡說的「臀部肌肉」，在之前的構圖裡是下背部肌肉。把它歸為下背部肌肉大有好處，因為這樣可以徹底明白，身體頸部肌肉緊繃時，上背部肌肉跟著緊繃，下背部的肌肉也難以倖免。換個觀點來看，對比於大腿肌肉，把這群肌肉看成臀部肌肉也能看到事實真相：臀部肌肉緊繃，大腿無可避免隨之緊繃，髖關節就失去靈活度。兩種觀點都有用。不需要選擇。請問俄亥俄河在肯塔基州的上方，還是在俄亥俄州的下方？所以，魚與熊掌你可以兼得。如果你認為骨盆是身體上半部的下端，那麼身體的上半部很容易在髖關節取得絕佳的平衡；如果你認為骨盆後面的肌肉一路延續到大腿肌肉，你會很容易從臀部到膝部鬆開整個螺旋肌。以上買一送一。

Chapter 08

自由的呼吸

早年亞歷山大在英國倫敦教學時，是有名的「呼吸先生」。至今我們仍然可以把他的技巧稱為「呼吸技巧」，因為這個技巧對呼吸的貢獻實在太大了。「我可以呼吸了！」這是許多人在學習亞歷山大技巧時經常有的反應。最近有研究證實了亞歷山大老師每天看到的事：美國哥倫比亞長老會醫學中心的胸腔放射學家約翰・奧斯汀（John H. M. Austin）醫師做了一項實驗，他給測試者一系列亞歷山大技巧課程，測試他們課前、課後的差別。結果顯示：課後測試的品質顯著提高，尤其是肋骨活動能力和肺活量這兩項。論文刊登於《胸腔雜誌》（*Chest*），題目為〈一般成人在沒有運動之下，接受肌肉骨骼本體感受教育課程之後，提升了呼吸肌肉的功能〉（Enhanced Respiratory Muscular Function in Normal Adults after Lessons in Proprioceptive Musculoskeletal Education without Exercises）。作者描述這套技巧能「讓人覺察，並且自主克制個人慣性的僵硬肌肉骨骼緊縮模式」。

成功的亞歷山大技巧能夠提升呼吸功能的來源有二。一是，去除「向下拉住」對呼吸造成的干擾；二是，讓呼吸得到最佳的肌肉反射支持。

這一章我要請你修正身體地圖裡的呼吸區域來幫助自己，以及幫助你的老師。我會這麼說，是認定你的地圖不正確。如果你是個例外，請原諒我，那你可真要自我慶幸啊！因為大多數人的呼吸地圖錯得離譜，後果當然是受苦啦。

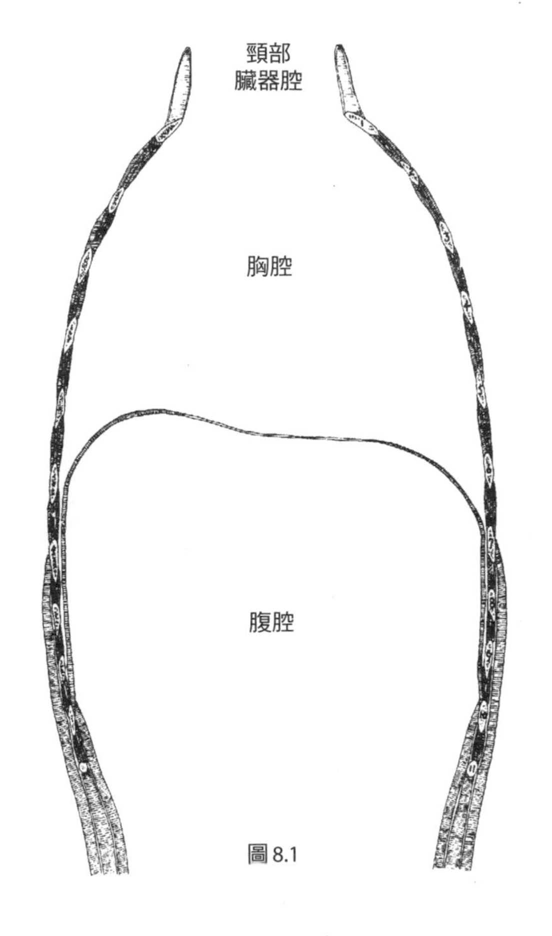

圖 8.1

首先我們要從肺開始，因為只要把肺弄清楚，其餘跟它相關的呼吸機制是容易理解的，也因為太多人肺部的構圖位置太奇怪，就像是把科羅拉多州的派克峰搬移到佛蒙特州了。肺實際上位於胸腔，在胸腔的上半部，整個軀幹的上面三分之一處（圖 8.1）。心臟窩在肺的中間，橫膈膜就在肺和心臟的下面，圖中那條分隔胸腔和腹腔的波浪狀線條就是橫膈膜。

圖 8.2 肺部正常位置圖

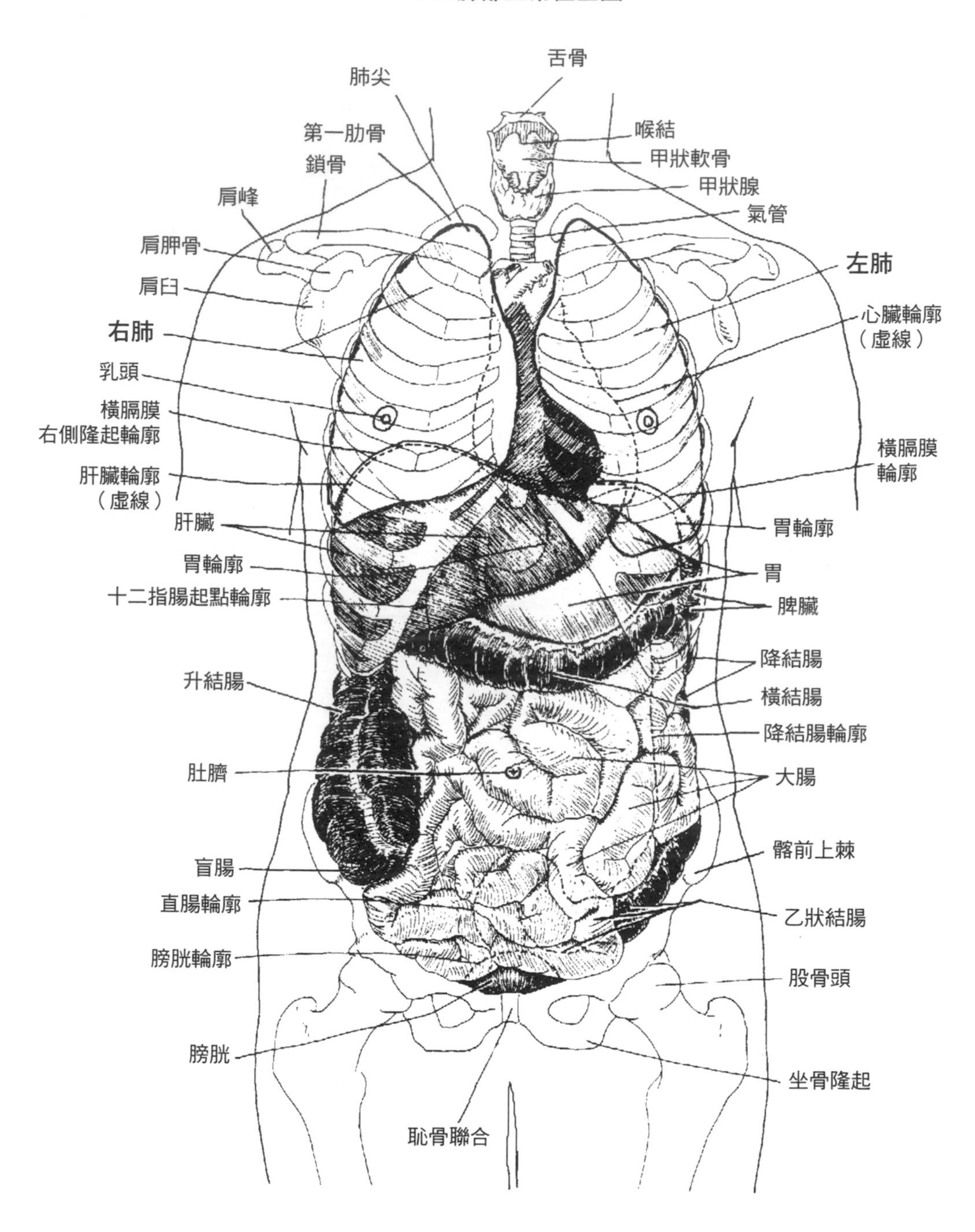
舌骨
肺尖
喉結
甲狀軟骨
第一肋骨
鎖骨
甲狀腺
肩峰
氣管
肩胛骨
左肺
肩臼
心臟輪廓
（虛線）
右肺
乳頭
橫膈膜
右側隆起輪廓
橫膈膜
輪廓
肝臟輪廓
（虛線）
肝臟
胃輪廓
胃輪廓
胃
十二指腸起點輪廓
脾臟
降結腸
升結腸
橫結腸
降結腸輪廓
肚臍
大腸
髂前上棘
盲腸
直腸輪廓
乙狀結腸
膀胱輪廓
股骨頭
膀胱
坐骨隆起
恥骨聯合

正面的肺部正常位置圖（圖8.2），下兩頁有肺的背面圖及側面圖。有幾個地方要注意：肺的頂端高過鎖骨；肺的底部大概在胸骨底；肺最寬的部位大概在乳頭的高度；肺臟周圍的肋骨是連續環繞的；消化器官周圍的肋骨則不是連續環繞的，前面有一個倒V的空間，展示的正是俊美的上腹壁肌肉；橫膈膜是不同於上腹壁的。

肺的背面圖。（圖8.3）有幾個地方要注意：肩胛骨有盾牌的作用，跟肋骨一起保護兩邊具有穿透性的肺臟；每一根肋骨和每一節脊椎骨的橫突有一個關節，所以你可以在圖上看到你的24個呼吸關節（背部緊縮就會壓縮這些關節）;「向下拉住」使得背部縮短、變窄，肺下面的浮肋受到壓迫會被拉往前；背部延長、放寬時，浮肋就移回原來的位置。

肺的側面圖。（圖8.4）有幾個地方要注意：肺的底部跟乳房的底部在同一個高度，整個乳房組織覆蓋在肋骨上；肋骨從後面以往下的角度走到前面；每一根肋骨從後面和脊椎連接的關節伸出來，一路延續到前面的軟骨，所以呼吸時，每一根肋骨的動作就像水桶的提把，吸氣時肋骨往上、往外移動，吐氣時肋骨往下、往內移動；肋骨像手指一樣是一根一根分開來的，肋骨之間有肌肉（就像我們吃到的肋排），這些肌肉叫肋間肌，大約負擔了四分之一的呼吸工作。

圖 8.3 肺的背面圖

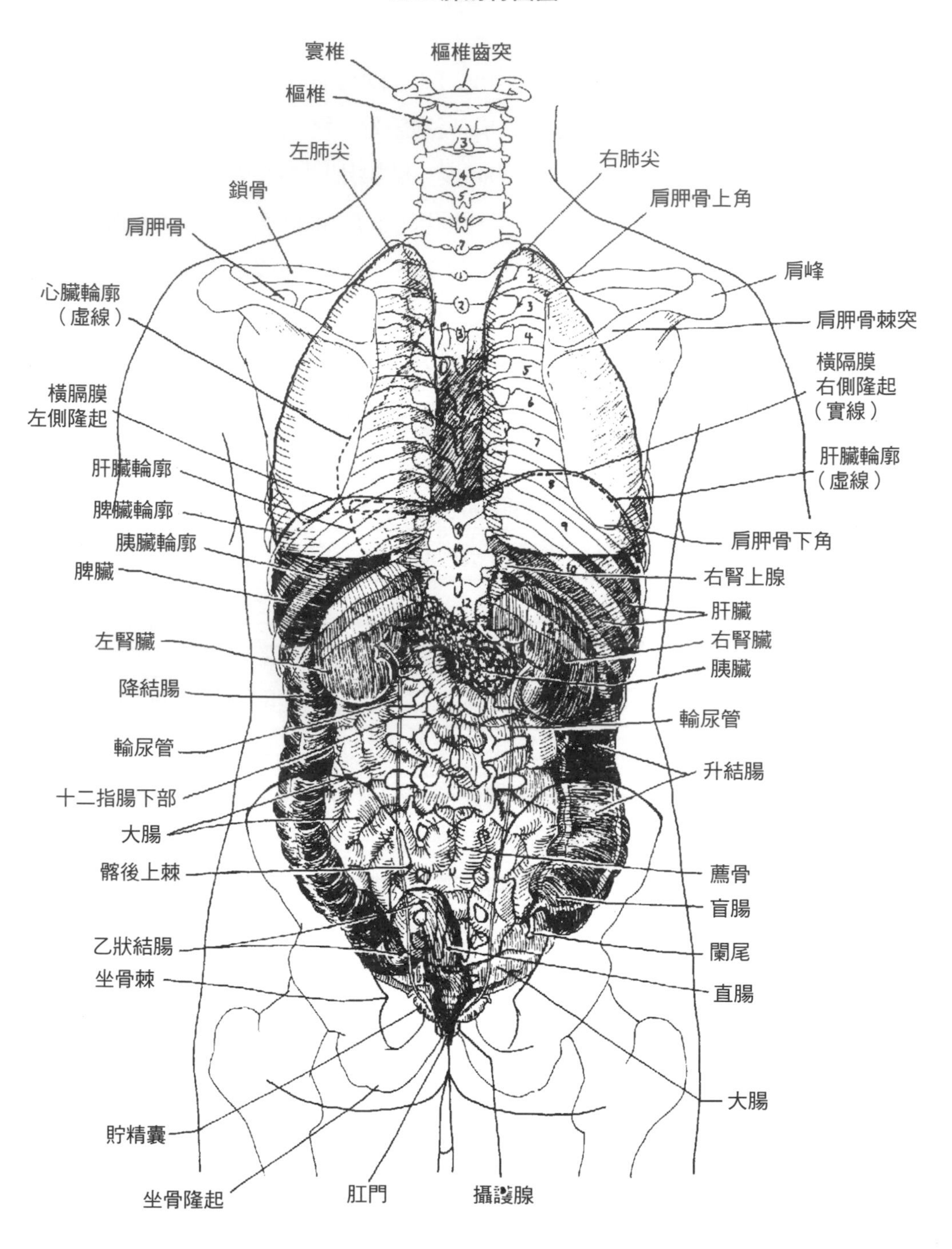
寰椎
樞椎齒突
樞椎
左肺尖
右肺尖
鎖骨
肩胛骨上角
肩胛骨
肩峰
心臟輪廓
（虛線）
肩胛骨棘突
橫膈膜
右側隆起
（實線）
橫膈膜
左側隆起
肝臟輪廓
肝臟輪廓
（虛線）
脾臟輪廓
肩胛骨下角
胰臟輪廓
右腎上腺
脾臟
肝臟
左腎臟
右腎臟
胰臟
降結腸
輸尿管
輸尿管
升結腸
十二指腸下部
大腸
髂後上棘
薦骨
盲腸
乙狀結腸
闌尾
坐骨棘
直腸
大腸
貯精囊
坐骨隆起
肛門
攝護腺

圖 8.4 肺的側面圖

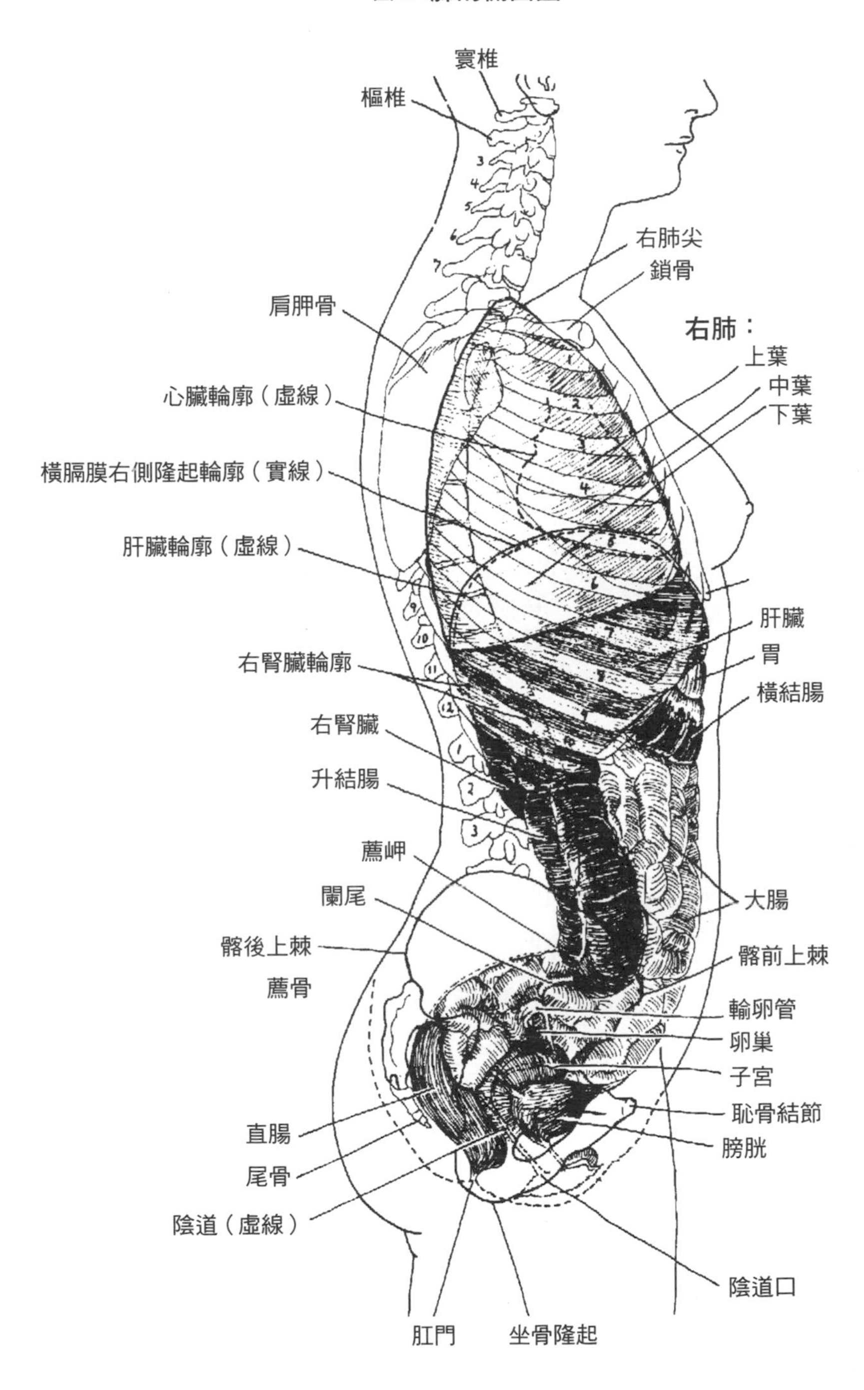
寰椎
樞椎
右肺尖
鎖骨
肩胛骨
右肺：
上葉
中葉
下葉
心臟輪廓（虛線）
橫膈膜右側隆起輪廓（實線）
肝臟輪廓（虛線）
肝臟
胃
橫結腸
右腎臟輪廓
右腎臟
升結腸
薦岬
闌尾
大腸
髂後上棘
髂前上棘
薦骨
輸卵管
卵巢
子宮
恥骨結節
直腸
膀胱
尾骨
陰道（虛線）
陰道口
肛門
坐骨隆起

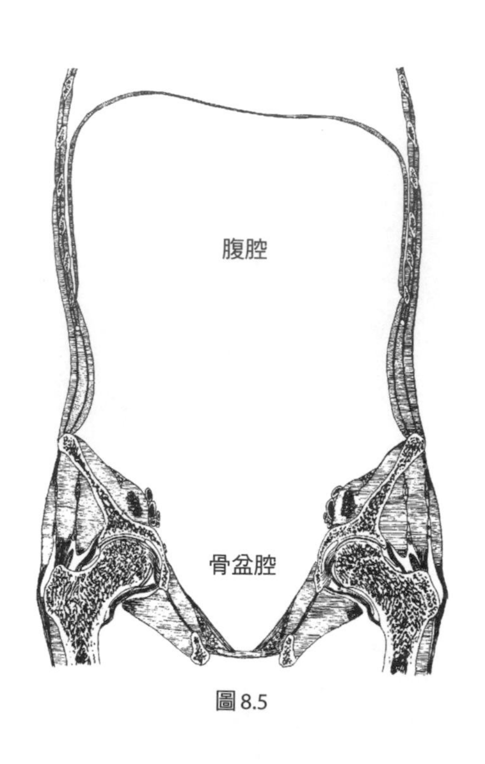

圖 8.5

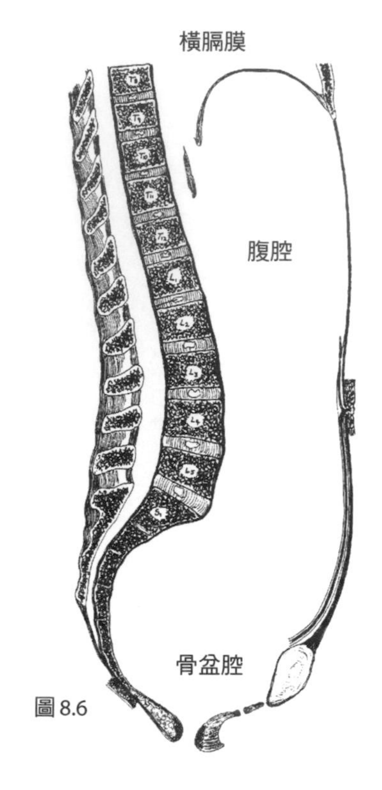

圖 8.6

現在我們用整個軀幹的角度來瞭解肺。（圖 8.5）軀幹中間的部位叫作腹腔，裡面裝了肝、胃、胰等等消化器官，以及其他東西。橫膈膜是個穹形圓頂，下面有很多熱鬧精彩的活動。再往下是骨盆腔，裡面裝了排泄器官和生殖器官。呼吸時空氣不會進到腹腔或骨盆腔，呼吸時這些部位有很多動作，但是沒有空氣，如果有人要你去感覺軀幹下面三分之二部位的空氣，你要弄清楚對方到底是什麼意思。他們用「空氣」這個詞，並不是指字面的意思，而是個隱喻，大概他們想要的是更多的動作。試著弄清楚。

這是同一個區塊的另一側視角。（圖8.6）請再一次注意，在這個廣大的軀幹空間裡面不會有空氣。這裡面裝了其它東西，包括一些支持呼吸的結構。一位學員最近發現，呼吸的支持結構在橫膈膜的下面，空氣不在橫膈膜的前面或旁邊，這真是太叫人放心了。注意吐氣時，脊椎伸展得到的長度之長，以及骨盆腔得到的深度之深。這張側面圖又給我們一個機會來讚嘆脊椎。脊椎底部的五節脊椎骨構成腰椎，它的弧度是往前的，你唱歌、說話、呼吸時，這五節腰椎分擔了一部分支持的工作。

繼肺之後，接下來我們來看第二個最常發生錯誤的呼吸結構：橫膈膜。你先前已經看到圖片上那條波浪狀的線條，指的就是橫膈膜的位置。下面兩張是不同角度的橫膈膜肌肉圖。左圖是從上面、後方的角度（圖8.7）；右圖是從下面、前方的角度（圖8.8）。注意，

從上方、後方看橫膈膜

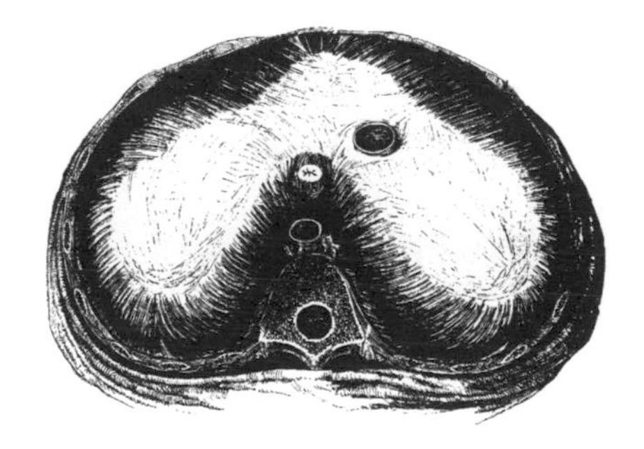

圖8.7

從前方、下方看橫膈膜

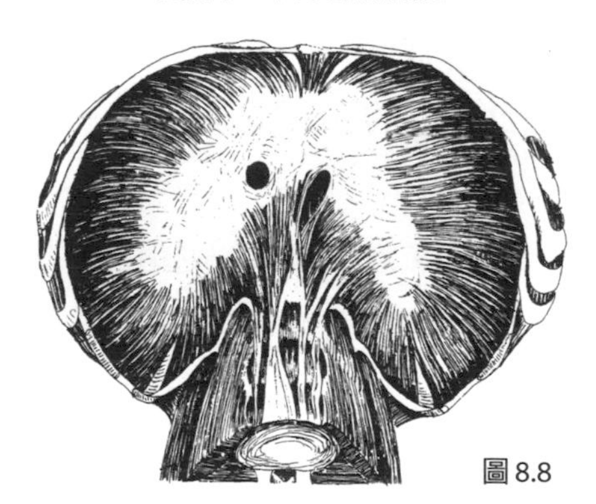

圖8.8

橫膈膜是一個水平結構，它最常被誤認為像腹壁肌肉一樣是垂直的，有些人把橫膈膜跟腹壁搞混，他們把手放在腹壁上想去探觸橫膈膜。有些學員跟我說，之所以稱它橫膈膜（diaphragm），是因為它的大小、形狀跟避孕用的子宮帽（contraceptive diaphragm）一樣。這些人（婦女）用手指在太陽神經叢的位置畫一個小圈圈，認為橫膈膜在此。

橫膈膜大約負擔了呼吸四分之三的肌肉工作，但是就像心臟跳動一樣，我們不需要去感覺這件事（如果我們必須感覺心跳和橫膈膜的工作，還能睡覺嗎），所以不用費心去感覺這件事。去感覺呼吸動作要比去感覺呼吸運作好太多了，我們可以很清楚的感覺到呼吸動作，那是很愉悅的事，這裡面有太多的學問了。

當肺充滿空氣時，橫膈膜就會下降，從一個半圓的狀態變得沒那麼圓，變得平坦些。這時胸腔空間擴大，把橫膈膜和骨盆底之間的臟器統統往下推，整個腹壁從胸骨到恥骨、從浮肋到骨盆上緣都被往外推。可以清楚感覺到腹腔與骨盆腔的擴張，也可以感覺到骨盆底承受的往下壓力。可是，如果你的身體是緊繃的，感覺就會減弱。

空氣進出身體的通道圖（圖8.9）。空氣在路途上經過暖化及淨化到達肺，尤其是從鼻孔進入的空氣。從鼻腔到氣管稱為咽，咽同時是空氣和食物（口及喉部分）的通道。頸部肌肉緊繃時，咽變短、變窄，並且變形，從這張圖可以很容易看出來為什麼如此。咽就在

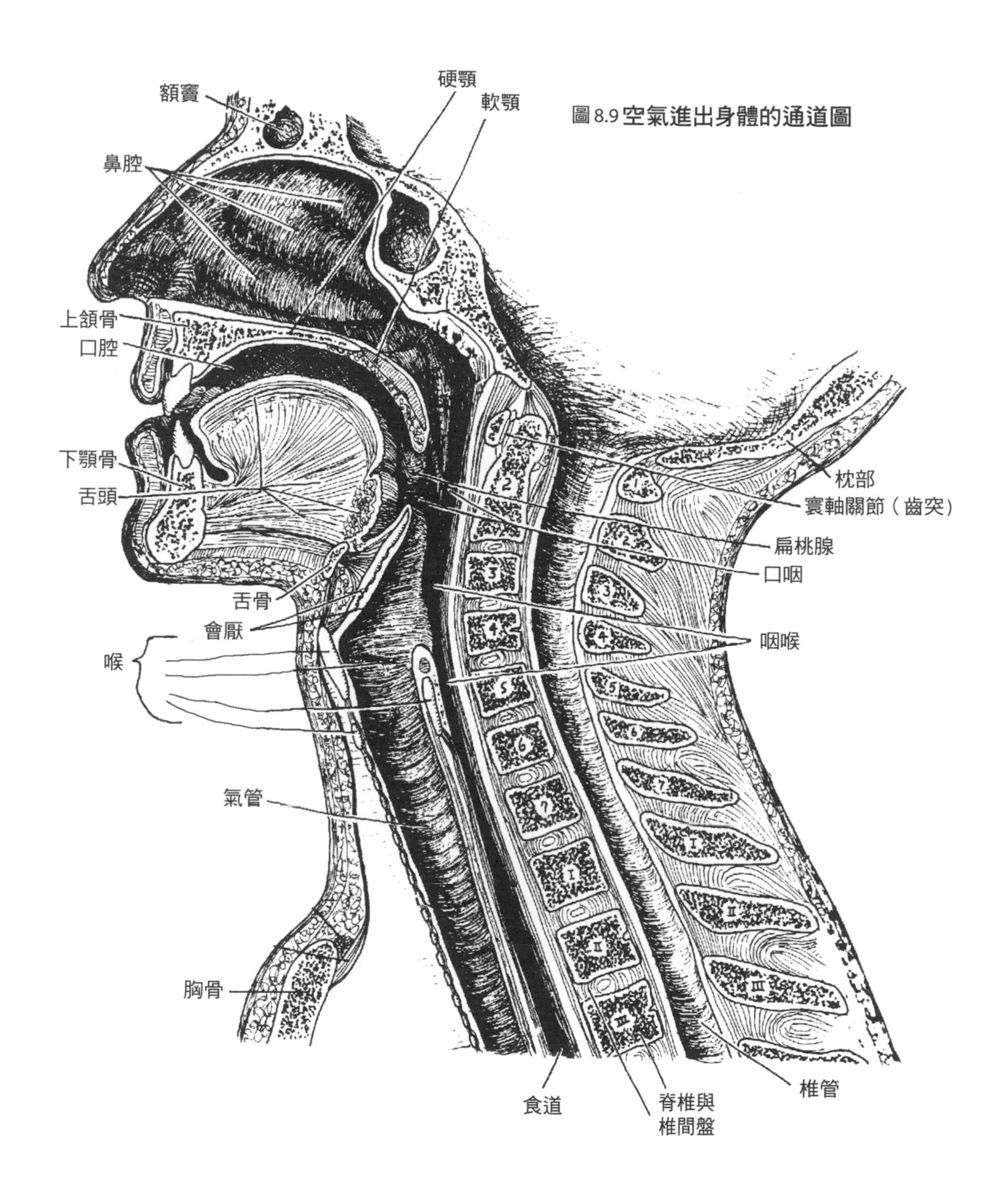

圖 8.9 空氣進出身體的通道圖

承受頭部重量的頸椎前面，頸椎的脊椎骨受到擠壓，咽就會受壓迫而變形；與此同時，舌頭也會從前面縮到後面，侵占咽的空間。結構環環相扣，所以擠壓脊椎也會壓迫到喉，這是很容易明白的道理。請注意整個共鳴的空間，這是人類獨有的，所以我們能發出如此美妙的聲音。我們學習亞歷山大技巧的目的，就是恢復這個空間。

附帶一提。有可能頸部自由，身體也輕鬆延長，但喉嚨仍然是緊的。有些人相當輕鬆自在，但喉嚨長期緊繃，有時候是因為練習某種呼吸法。如果某人練的呼吸法是要在呼吸時發出聲音，他就會認定練習時呼吸應該要讓人聽得見，平常呼吸時則要讓自己聽得見，因此緊縮喉嚨發出想要的聲音，他們緊縮的，就是咽部的肌肉。你可以用吞嚥來感覺咽部肌肉的動作，觀察吞嚥之後咽部肌肉的狀態，你是讓它們回到原來的狀態，還是仍然有些緊縮？

喉嚨自由，頸部卻緊繃，這是不可能的事。如果你有喉嚨緊繃的苦惱，元凶很可能是頸部。老師幫助你頸部得到自由，你的全身得以恢復自由，喉嚨就會自由。吸氣時會有喘聲的歌手、吹奏樂器樂手及演員，即使不再因為整體的緊張造成必定的緊繃，有時喉嚨仍然緊繃。上課後，他們逐漸懂得讓頸部和喉嚨一起自由。

舌頭也一樣。頸部自由之後，舌頭就能放鬆。否則沒辦法。

頸部肌肉緊繃，肺部周圍所有的肌肉也會緊繃，緊繃的比例依頸部而定。肺部周圍都是大塊的動作肌肉，並沒有負擔呼吸的工作，軀幹上部輕鬆自由時，這些大肌肉因為下面肋骨的活動而得到

24小時全天候的按摩，有助於大肌肉保持柔軟。肋骨和皮膚之間的肌肉緊繃，就會限制肺部周圍肋骨的活動能力，因而限制了肺活量。一個人原本因為「向下拉住」而肺活量變小，解除「向下拉住」後，呼吸量就可以增加一、兩公升，因為肋骨能活動了。

這兒一定要弄清楚我所指稱的肋骨動作，我不是指胸腔的動作，胸腔動作是脊椎動作。你可以試試看，提起你的胸腔，這是胸椎的動作。你活動胸腔時，必定是整個胸腔在動，因為胸腔連著脊椎。脊椎動，胸腔就會動，跟彎曲手肘則手跟著動的道理一樣。因為它們連接在一塊兒，所以一定會一起動。無論胸腔往下、側彎，都是同樣的道理，都是脊椎的動作。明白了嗎？當我說，一定要讓肋骨自由的活動，好讓空氣能進來，我可不是指胸腔的動作喔！

由脊椎發動的胸腔動作對肺活量是沒有幫助的。如果有用，我不知道歌手會怎麼演唱歌劇呢。我看過歌劇裡各種可能的胸腔姿勢，最近還看過有歌手後彎倒在床邊演唱。所以不，不是指由脊椎發動的胸腔動作。我說的是，每一根肋骨跟脊椎骨連接的關節動作，請看肺的背面圖。注意看，每一根肋骨都連接在一節脊椎骨上，形成一個實實在在的關節。什麼叫作關節？就是骨頭和骨頭的連接處，所以那兒可以有動作。為什麼我們全身的關節不多，那兒卻需要這麼多的關節？就是這些關節在肺充滿空氣時，肋骨可以往上、往外移動；肺排出空氣時，肋骨可以往下、往內移動。你可以從內、從外感覺到肋骨的動作。從外部感覺肋骨的動作：將右手貼在右邊手臂肩關節下面的肋骨，左手平放在右邊胸部上，同時食指沿著鎖骨平放。如果你的身體沒有向下壓，會感覺到上方肋骨在兩手下面往上、往下的動作。這裡的動作如果僵住了，就限制了肺活量。

此外，還有一個重要的區分。我說的肋骨動作也不是胸骨往上、往下的動作，胸骨一上一下的動作跟胸腔的動作一樣，事實上也是脊椎的動作。把手放在胸骨上，胸骨上下推動，直到你確實明白。你感覺到脊椎的動作了嗎？好，那問題是什麼？

這還真是件容易示範卻難以說明的事呢。請容我慢慢道來。身體沒有「向下拉住」的時候，肋骨在關節上自由活動，動作方式就像水桶的提把，這時胸骨沒有多餘的上下動作，胸骨是動盪的大海中一座沉靜而有活力的島嶼（不是固定不動的）。如果軀幹上部緊縮向下壓時，胸骨就會做出代償的起伏動作，這不是好事，這是緊繃的指標。可是如果你沒有解除身體「向下拉住」的狀態，直接去克制胸骨的起伏動作，這時的呼吸量甚至比「向下拉住」的時候還要少，因為你把胸骨的代償作用除掉了，它沒有辦法自然呼吸，你又不准它用老天給的補償方法，這真令人憤怒而挫折。

我說的上方肋骨動作，也不是指肩膀動作喔。手臂結構包含了鎖骨和肩胛骨，像一個架子懸掛在肋骨上面。肩胛骨往外延伸地相當遠，與上臂形成關節。相對於肋骨，這個關節遠在上方和外側，這樣的結構關係讓肋骨可以自由活動，不受手臂的干擾。我們在最自由的歌唱者身上看到這樣的風采。手臂結構懸浮在肋骨附近，肋骨如風箱似地活動著。什麼會妨礙這樣的懸浮呢？就是「向下拉住」。身體向下壓時，軀幹上部肌肉緊縮，手臂結構陷在上部肋骨，肋骨想要獨立於鎖骨之外自在地動變成不可能的事，如同「第22條軍規」。再舉一個不可能的任務。如果你做一個深呼吸，這時是在強迫鎖骨往上，顯然是個費力的動作；但如果不強迫鎖骨往上，又吸不到空氣。在這困境當中，如果有人跟他說：「深深吸一口氣，但鎖骨不要動。」他應該會抓狂吧？在這個進退維谷的節骨眼上，如果你是他的老師，不要打擾他，直到他自己慢慢放鬆下來。

許多讀者必須徹底改變自己的身體構圖，才能瞭解上面幾段的內容。許多人思及肋骨，只想到下方肋骨。好些歌者把手放在下面的四、五根肋骨摸來摸去，認為所有的肋骨都在這兒了。觸摸下面的肋骨應該感覺不到什麼呼吸的動作，所以歌者的注意力放錯了地方，對空氣交換真正重要的是圍繞肺的肋骨。去瞭解你所有的肋骨吧。有位學員為她的肋骨一一命名——小蜜、小莎、小周……晚上睡覺前還用指尖一一點名。她瞭解到肋骨雖然不像手指可以獨立運作，但跟手指一樣，是一根一根的。真正去瞭解肋骨怎麼動，你才可能完整、自由地活動它們。找一個同伴，最好是學習亞歷山大技巧的同學，站在同伴的後面，手輕輕放在同伴肩關節正下方的上方肋骨，請同伴輕鬆呼吸，並感覺上方肋骨的動作。注意兩側及背部有多少的動作。請同伴做出向下壓的體態，注意肋骨的動作如何受到限制。請同伴用亞歷山大技巧頭往前、往上的方式解除「向下拉住」，注意他的肋骨動作如何變自由了。如果你的同伴相當輕鬆自由，沒有向下壓，那麼你會在一個深的呼吸結束時發現奇妙的事——明顯感覺上方肋骨轉動，這就是歌者最清楚體驗到的最上面幾根肋骨的轉動，由於手臂骨頭的關係，這個部位自己的手碰觸不到。最後那一點點的轉動有如魔法，提升了整個呼吸系統。有位歌者說：「感覺到上方肋骨彷彿長了翅膀要飛起來，那就對了。」

說到空氣，教呼吸的老師說，當學員用詞非常清楚明確，尤其能區分空氣和呼吸時，他們的教學就成功得多。空氣是物質，充滿地球，跟我們時刻不分離；呼吸是人類的反射動作，能讓空氣進出身體，而空氣只能經過一小段通道進到我們的肺。當學員明白空氣只能進到軀幹上面的三分之一，就會謹慎地保持那兒的自由和活力。這麼一來，就可以容易地讓自己整個軀幹自由呼吸，也就是呼吸的動作會貫穿整個軀幹。有些學員真真切切相信，空氣一定要呼吸到軀幹的中間或下面，因此呼吸的方式非常奇怪不自然，結果干擾了呼吸如波浪般的活動特性。最糟糕的後果是軀幹上部僵住不動，而這裡正是最需要自由的。呼吸就是動作，有了這點領悟，最令人開心的結果就是，真實體驗到它是動作。不少學員第一次經驗到單純、充足、有效、反射性的呼吸時，激動流下眼淚。

呼吸是動作

呼吸是動作，能清楚（並且愉快的）感覺到。自由的呼吸讓人感覺美好，看起來也很美。身為亞歷山大老師，最享受的就是教導學員仰臥時，看著呼吸帶動他們的身體。身體隨著時間過去而慢慢放鬆，呼吸也慢慢鬆開，就好像在觀看海浪湧上沙灘，呼吸動作掃過整個軀幹。肺充滿空氣時，肋骨往上、往外移動、橫膈膜下降，把內臟往柔軟的外壁推過去。肺排出空氣時，肋骨往下、往內移動、橫膈膜上升，內臟回來。躺在硬質板面上時，呼吸在這個休息動作裡有一種安定的質感，等到站立或活動時，人會變得比較有活力。跑步時，呼吸動作會很劇烈（例如電視上比賽進行一陣子的籃球選手）。唱歌時，呼吸可以是劇烈的，也可以是輕鬆安定的。唱歌是個有趣的例子，唱歌的人除了唱歌時需要大量的氧氣之外，還會因為其他因素吸取大量空氣。

唱歌也是有意識呼吸的有趣範例之一。有技巧的歌者懂得吸入剛好的空氣量以完成一段樂句，這需要某種程度的刻意控制。偶而我會遇到有些人，他們認為用意識呼吸或用任何方式控制吸氣量都是不自然的，但我不這麼認為。畢竟，沒有人會主張一定要時時有意識地呼吸或是時時控制呼吸的量，此外，為了某種目的而這麼做絕對自然，唱歌就是一個例子。還有那些動覺高度靈敏的人，他們在某些時候或是絕大多數時候，都能愉快地覺知自己的呼吸動作。

呼吸的支持夥伴

我愈研究呼吸，就發現愈多支持呼吸的身體資源。大多數我們以為對呼吸有幫助的事，其實反而是多餘的干擾，因此最好先定義我們的用詞。支持（support）這個字，我在字典裡找到16個解釋，其中只有兩組跟呼吸有關：① 支持（bear）、承載（hold up）、結構（structure）、大塊（mass）、部位（part）；② 輔助（uphold by aid）、支援（back up）、輔佐（second）。這兩組定義很簡單，而且很有用。

首先來思考第一組定義：支持、承載、結構、大塊、部位。這組定義清楚區分何者受到支持、何者提供支持。現在把它們應用到呼吸上，說到大塊，呼吸的人受到大塊地面的支持；說到結構，呼吸的軀幹受到雙腿的支持；說到部位，胸腔受到腰椎的支持。還有其他什麼可以加進來嗎？我想不出來了。這組定義跟力學的支持有關，而力學支持是呼吸時再重要不過的了。歌者、演員還有演講者，這些人如果身體向下壓，失去跟地面的連結感，可就真的廢了。有時他們不知道自己受到多大的阻礙，直到重新跟地面連接才明白。同樣地，軀幹因為「向下拉住」被往後、往下拉，而偏離了腿；或者因為骨盆的地圖錯誤，而不能真實感受到腿部。還有人不能感知到重量在兩腿上平衡；感覺自己像一大塊不平衡的肉團。這些現象修正之後，你會說：「哇，有雙腿支持我，真是太美妙了！」確實是美妙的事。演講的人可以在演講的過程中愉快地感覺到雙腿的支持，以及跟地面連結的安全感。歌者一提高胸骨，就會失去腰部結構的支持，因此很容易去虛構一些想像的支持，例如附著在胸骨上的筋。別妄想了。當他們容許胸腔安放在腰部的支持結構上時，一切都變得很輕鬆。

接著思考第二組定義：輔助、支援、輔佐。同樣地，提供支持和受到支持也有基本的重要區別。呼吸結構應當自個兒工作，沒有其他干擾，想要用呼吸結構來支持呼吸，是笨到家的事。肋骨沒有支持呼吸，肋骨本身就在呼吸；橫膈膜沒有支持呼吸，橫膈膜本身就在呼吸。的確有一些結構及功能能夠幫助、支援或輔佐呼吸，但如果肋骨或橫膈膜不動了，你就沒有在呼吸，你就死了。如果支持呼吸的結構和功能沒有動作，是不能完全展現呼吸的效能，但你仍然可以吸氣、吐氣，你不會死。

那麼是哪些結構和功能真正輔助、支援呼吸呢？第一個就是你的「首要控制」。吐氣時，你的軀幹可能「延長」（我從來沒聽人說過吸氣需要支持，倒是我們在唱歌、說話時覺得需要支持，當然這時是吐氣）。我們可以在優秀的歌者、演員及演講者身上觀察到這種「延長」。你有眼力能認出這種延長時，就會看見它，非常細微，但相當清楚。而跟它相反的狀態也是看得出來的，你可以觀察到許多演講者在吐氣時軀幹縮短了。在老師的幫助下，你就能學著去協調「首要控制」跟吐氣的關係。吐氣時，如果「首要控制」能到位，就不覺得需要用力，而控制「氣流」有三個要訣：

(1)與其他部位協同合作。

(2)自然而然，也就是說，它是自然呈現，而不是強加上去的。

(3)無須擔心，它足以完成所有工作。

「首要控制」是功能，不是結構，它是動態的支持。同樣地，是反射作用讓我們的腳步有輕快的感覺，當腳掌伸展開來，就能啟動雙腿的活力。我常常不解，為什麼有些歌者每每唱完一長段落時，身體就往腳掌陷下去。等到我明白了腳步輕快的反射作用之後，我才知道答案——原來腳底輕快是有助於呼吸的。

我不知道腹壁的彈性實際能幫吐氣多少忙，不過，有彈性的腹壁確實有助於內臟回到吸氣前的狀態。彈性取決於幾個條件 ① 完整的身長；身體在向下壓的狀態下，腹肌是鬆垮的；② 吐氣時，腹肌不縮短，例如任何試圖擠出空氣的動作；③ 不緊縮；緊縮腹肌吐氣的壞處，幾乎不亞於緊縮腹肌吸氣；④ 整體的肌張力和肌力。那該不該做運動來增強腹肌呢？如果你想的話，當然可以。但是如果你的身體向下壓，腹肌運動就沒有幫助；如果你沒有向下壓，它是可以幫你增加一點吸引力。此外，運動讓人感覺挺不錯的。順帶一提，如果你習慣用推腰的方式挺直身體，你會發現這種方式沒有用。那怎麼辦呢？如果你有推腰的習慣，必須要改掉這個習慣，才能體驗到真正的支持力量。

以上所有關於腹肌的道理，全都適用於骨盆底肌肉。吸氣時，橫膈膜下降，內臟往下、往外推，骨盆底受到壓力。如果骨盆底肌肉沒有因為壓力而緊繃對抗，等到吐氣壓力消失時，這些肌肉會自然彈回來。彈回來的感覺很棒，確實是支持的感覺；若是肌肉緊繃對抗，也確實有失去支持的感覺。請看兩張骨盆底圖。（圖8.10、8.11）

圖 8.10 **男性骨盆，側面剖面圖**

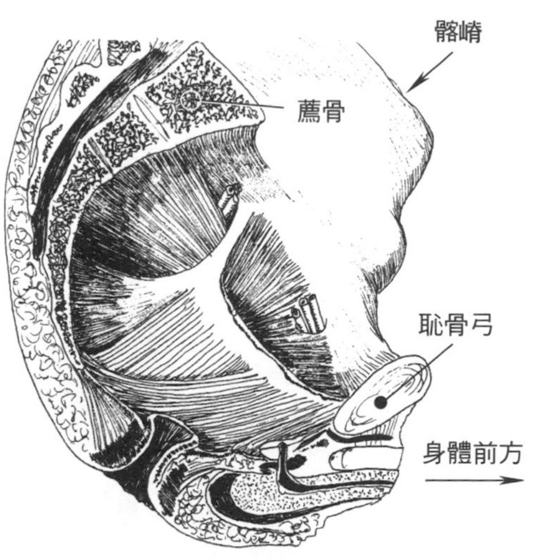

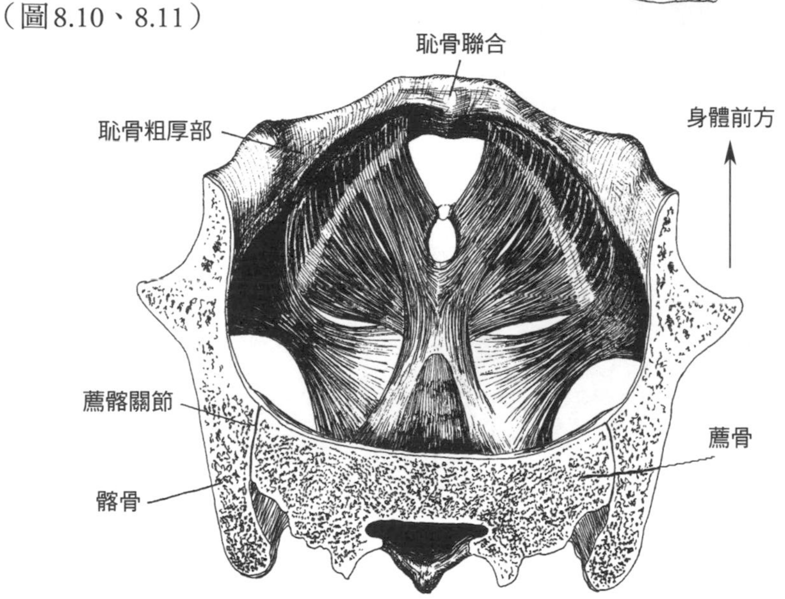

圖 8.11 **成年婦女的骨盆底肌肉組織，俯視圖**

而最後，只要吐氣時脊椎延長，骨盆兩側的深層肌肉就會愉快地啟動，這裡的肌肉纖維有些是從橫膈膜那兒延續下來的。只要沒有緊繃對抗，我們可以感覺到整個軀幹的延長。至於那些長期緊縮這些深層肌肉的人，自然就阻礙了這些肌肉對唱歌、說話或吹奏管樂器時所提供的支持。直覺告訴我，除了骨盆底深層肌肉實實在在參上一腳之外，唱歌之所以能夠感覺那麼美妙，還有一個重要夥伴：結締組織。由於我們需要有足夠的穩定力量來支持完全直立，因此人類骨盆的結締組織比所有脊椎動物多五倍，我覺得結締組織對呼吸也有幫助。（圖8.12）

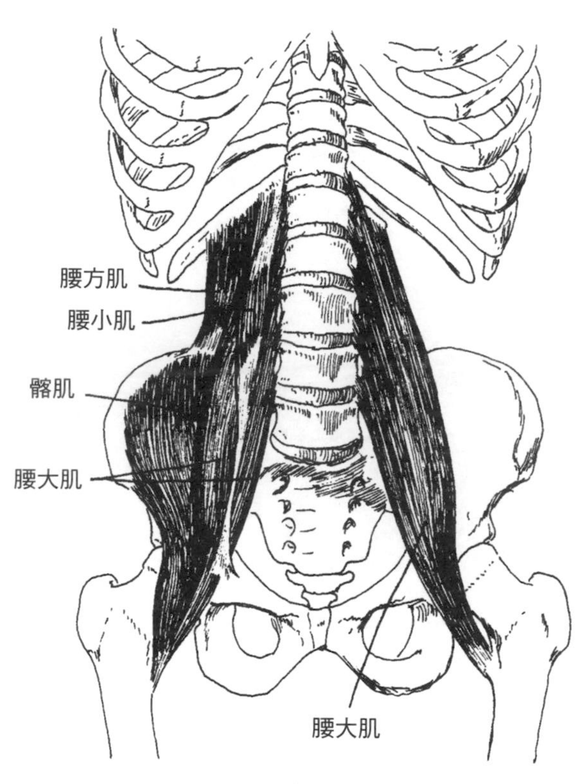

圖8.12 **身體正面圖**

Chapter 09

亞歷山大與說話的藝術

說話是動作，所有其他動作的相關規則都適用於說話。如果你清楚知道說話就是一種動作形式，很可能早就是說話高手了。然而，大多數的人不會認為說話是動作。當我說出「說話是動作」這幾個字時，一般人的第一個反應多半是茫然看著我，等到腦子轉個彎之後，臉上才顯露出認可的表情，「哦，是的，當然，是動作，不是嗎？」當明確地把說話歸類為動作時，人們通常都覺得鬆了一口氣。如果說話是動作，我們就知道它是怎麼一回事；如果說話是動作，我們就能用動覺感知它，可以用動覺偵測它，就像偵測其他動作一樣，讓它輕鬆一點、有效率一點。若能感知到說話是動作，就解開了說話的神祕面紗，最終就可以輕鬆地說話。

從另外一個有用的視角看，「說話」是了不起的演化結果。巧人（Homo Habilis）的發聲結構毫無疑問仍然跟人猿一樣，直立人（Homo Erectus）的上顎開始有了弧度，但要超越「原話語」（protospeech）所需要的改變還都沒有出現。尼安德塔人很可能進化到可以說話的程度，但速度慢、說得不清晰。據我們所知，一直要到大約十萬年前現代智人（Homo Sapiens）開始在地上行走，我們所知的「話語」才有可能發生。這時的人類口腔上顎弧度進化完全，喉頭下降，讓喉嚨有了說話必需要的形狀和長度。舌頭變得比較靈活，大腦新皮質層則發展出負責協調說話的布洛卡區（Broca's Area），非人類的靈長類動物沒有這個部位。一般書上都說，這個重要的區域負責協調臉部、舌頭、上顎、喉，但讀過更多與大腦運作有關的深入文獻後，你就知道其協調功能更複雜、更重要，還把概念化及分類過程跟運動過程連結起來。有了這些硬體配備及協調功能，現在的我們才能說得又清楚、又快速。

學習亞歷山大技巧的目的是：去除干擾，讓我們優秀的配備及協調功能順利運作。要達到這樣的目的，首先要去除「向下拉住」的干擾，以及不準確身體構圖的干擾。接著我們要去除錯誤觀念造成的干擾，也就是說話時的一些錯誤方法。據我所知，破壞力最強的觀念是「把聲音發出來」（projection）。

每天晚上某個地方必然會發生至少一次這樣的事。演員說著台詞，導演大吼：「把聲音發出來！」演員緊繃著身體，說得大聲一點。導演再次大吼：「把聲音發出來啊！」演員身體緊繃得更厲害，說話也更大聲，對於用什麼地方發送聲音有了不切實際的想像。緊繃使他的發音變得含混，母音變得尖細，反而更難聽清楚他的台詞。導演放棄了，演員很沮喪。問題就出在那句可惡的「聲音發出來」，它造成緊繃，引發了所有不實際的想像。事實上，說話和唱歌都是動作，只是大部分的動作不是由你做，而是空氣在運動。

想想看，說話時到底發生了什麼。振動的空氣在體內各個共鳴腔裡被放大，經過發音器官的形塑，在你體外持續振動著。丟一顆石頭到水裡，振動在水裡向四面傳送出去；空氣的振動也是這樣，以特定的速度向四面八方傳送出去，直到消失為止。振動撞擊到聽眾的鼓膜，使其振動，加上大腦裡面的相關運作，就形成了聽覺。

看了以上描述，應該可以清楚明白：沒有任何東西發射出來。你可以從嘴裡射出口水，或用吸管發射濕紙團，但你沒有辦法發射聲音，因為聲音不是東西，甚至不是物質。你絲毫影響不了你和聽者之間的空氣如何振動。它有自己的方式。

說話的時候，發射聲音不是你的工作，你的工作是製造聲音（make sound），意思是說，你的工作是使空氣振動得恰恰好，而且只能在你身體裡面完成。接著空氣會自己恰到好處地一路振動到導演的鼓膜，然後他會說：「非常謝謝你。」

觀看偉大的演員或歌者，會看見他們雍容大度、俐落地站在那兒製造空氣振動，振動一旦製造出來，就沒他們的事了。他們知道空氣會接手，完成之後該做的工作。空氣一定會振動。因此聲音一旦離開身體，這些偉大的表演者就沒有絲毫心思想對聲音做些什麼。而棒球選手才是名符其實的投射者，說話不是、唱歌也不是。

你可以做個實驗。下次若有人朝你吼「把聲音發出來」，你要克制服從這句話的所有衝動，以延長、放鬆取而代之，然後盡可能製造出清楚、豐富、單純清晰的振動，我保證你會成功得到「非常感謝」的回應。

對說話表現破壞力第二強的做法，是刻意重新定義、甚至過度定義發音（articulation）的方式。發音在英文字典裡的定義是：「說話器官的調節及動作，包括發出某個特別的聲音，成為一個完整訊息。」換句話說，發音是說話的動作。但許多人認為需要額外的努力，才能把話說得清楚（或更清楚），或音色更好、更讓人接受。那位大吼「把聲音發出來」的導演，等一下可能會大吼：「發音清楚點！」如果演員說的是一般人說的英文，就已經發音清楚了，不過她可能不知道這點，她的想法可能和導演一樣，想再努力做些什麼好讓別人聽清楚。為了回應「發音清楚點」這個指令，演員會緊繃自己，跟先前她的團員回應「把聲音發出來」的做法一樣。

發出一個聲音，就是單純製造出這個聲音。建議你每天用一點時間（開車、洗澡或洗碗時），單單去發子音和母音，去感覺發每一個音所需要的動作。你可能會因為全身太緊繃，而覺得每個音位（phoneme）都差不多。如果是這樣，那就繼續耐心跟聲音玩下去，直到你開始區分它們的差別。如果你需要特定聲音的發音細節，可以去圖書館找資料。

問題來了。「身體各部位的地圖需要詳細到什麼程度呢？」這要依情況而定。總之，身體構圖不應有錯。構圖錯誤總是會妨礙自由。以嘴唇為例，許多人用嘴唇抹口紅的部位發音，他們發 m 或 b

時，會用嘴唇的一部分形成這兩個音。事實上，說話用到的嘴唇部位比抹口紅的部位要大多了——上唇一直到鼻子的底部，下唇到下巴的一半。用說話的嘴唇發m或b很輕鬆，用抹口紅的部位則十分費事。

那些想要在教學、說話或唱歌時有個好聲音的人，不妨花一、兩個晚上去感覺鼻腔、口腔、咽、喉、舌這些發音裝備，會有幫助。通常人們會發現這些部位很有意思，而且有了這些知識，知道喉嚨是敏感部位，容易被嗆到、噎到，通常就會格外留意吃東西的方式。

靠聲音吃飯和全心追求技藝完美的人，可能想要發展出非常精細的發聲部位地圖。我認識一些意識能力非常高的歌者，能精準控制這些發音部位。他們確實有能力選擇如何使用這些部位。不要認為那是奇怪的事或是胡思亂想，大提琴手必然對自己的手部地圖有高度的精準度，才能選擇如何使用自己的雙手。手指跟舌頭、喉嚨、嘴唇唯一的不同是，我們看得到手指，使用時多多少少都帶有意識。發音部位幾乎都看不到，但是跟手指一樣，都有動覺感受。

經常有人問，亞歷山大技巧是不是可以讓受傷的聲帶恢復健康，答案是可以。整體的錯誤使用修正之後，聲帶通常也會恢復正常。有時亞歷山大老師會跟醫師、聲音治療師一起工作，這是省時省力的結合。治療師給患者一些動作練習，亞歷山大老師則幫助學員以輕鬆、有效的方式來練習。

Chapter 10

看看我們的大腦地圖

在此重申：身體地圖的複雜程度依自身的需求及興趣而定。你的身體地圖愈準確，動作就愈自由、愈恰到好處。你的身體地圖愈詳細，身體的經驗就愈豐富、具體。為了達成學習亞歷山大技巧的目的，我們特別關注自主動作的力學優勢和反射支持，探索它們的根源。如果想繼續找出建設性意識控制的源頭，就一定要來看看大腦，因為大腦的結構是意識及意識控制的源頭。

大小，不是大腦最讓人驚奇的特點，但它很容易成為引人注目的焦點。人類的大腦重達1.5公斤，黑猩猩0.35公斤，南方古猿0.35–0.5公斤，巧人0.6公斤，直立人0.9公斤。大腦高達1.5公斤的驚人演化優勢，造就出說話能力和自我意識；換種說法，就是大腦有了分類以及自我覺知、自我省思、自我修正的心智能力。

連結，是大腦最讓人驚奇的特點。根據資料，單單大腦皮質層就有一百億個神經元，可以形成一千兆的連結。大腦各種神經元的總數是一兆，這些神經元在整個大腦裡快速、複雜、交疊地發生電子及化學作用。大腦的地圖在發展中成形，逐漸組織及發送各種感官訊息。我們開車時使用了許多大腦的視覺地圖，沒有那些地圖，視覺經驗就會混亂，開車是不可能的事。我初次聽到威廉·康樂伯談論身體地圖時，還以為是個隱喻。其實不然。人類能正確地辨識出感官區域，而大腦連結的另外一個功能，是使得身體地圖有修正的可能。我們這個龐然的大腦，多半都在處理自個兒的事，這些活動就是我們經驗到的自我認知。我們是自成一類的，也可以有限度地改變自己。亞歷山大曾斷言，他的技巧可以讓人類往前進化一步，之所以沒有成功，是因為被套上目前遭貶抑的社會達爾文主義，如果被歸為單純的達爾文主義會好得多。光擁有這樣的大腦就是一種進步，想想看，使用它能帶來怎樣的提升！當我們沉浸於有建設性的意識控制時，當然是在使用大腦；而使用大腦來自我管理，是再自然也不過的事了。所謂有建設性的意識控制，就是根據大腦的設計來使用人體這個最先進、最高水平的設備，而大腦就是設計來自我覺知和自我改變的。

Chapter 11

常見的構圖錯誤

在你檢視身體地圖時，可能會發現自己是根據某些奇怪的動覺與錯覺在運作，接著你可能會明白，這些錯覺是多麼破壞動作的自由。本章的重點是讓你自此以後除去那些錯覺，因而能恢復你的「首要控制」。有了準確的身體地圖，要恢復「首要控制」是很簡單的事；少了它，要恢復「首要控制」則十分困難，甚至不可能。

本章羅列了一些學員從自己身上發現的常見構圖錯誤，以及這些錯誤所導致的後果，還有地圖修正之後哪些狀況可以減輕。讀了別人的錯誤例子，就可以知道自己有幾分類似的情況。請改變你的構圖，並且仔細觀察動作的改變。

許多學員剛來上課時，常常有好幾種錯誤的構圖，可不是只有一兩種。這些學員修正地圖之後，整個身體的經驗、動作的質感，都有驚人而根本的改變；愈能修正錯誤的學員，進步愈快。

若有老師要學習辨識學員的錯誤構圖，我會試著向他們指出一些錯誤特徵。要有耐心，保持觀察，多問學員問題，持續提供學員良好的訊息，很快地，你會熟練並有效地使用身體構圖這個方法。

有些內容在其他章節出現，尤其是第七章。但是我們認為值得在這裡全部再匯整出來。

頭

——以為頭包含下顎，從下顎底部開始。有這種想法的人，動頭時，會從頸部中間發起動作，比實際啟動頭部動作的關節要往下低了四、五節脊椎。這種人幾乎從來不往上看，例如看月亮，因為頸部被擠壓得非常不舒服，在桌前低頭時，也不會從頭跟脊椎連接的那個關節自由地向下低頭，而是把整個頭和頸當成一個單位一起猛往下、往前壓。這種低頭方式讓頸椎弧線過渡到胸椎弧線的區域受到極大的壓迫，最終導致那裡形成一個疼痛的圓丘。

——以為頭顱的底部是一層膜，或者以為大腦的底部僅僅由頂端的脊椎骨保護著。有位婦女告訴我，她每次把頭往前、往上移動時，就會覺得自己的腦漿好像往後背滴下去。還有人告訴我，如果頭顱底部的區域沒有受到保護，他們擔心腦子會被刺穿。不用說，有這種地圖的人，只要覺得條件許可，隨時都想把頭往後放，以免除頭部保持向前、向上帶來的恐懼。一旦他親眼看見頭顱底部是個非常安全、有極佳防護的平坦骨頭時，就不覺得那麼需要把頭往後放，會開始明白什麼叫作自由。

——以為頭的移動是從頭頂開始，這種人是受到「頭頂有一根線」這個假想的影響，用這種方式移動頭會著了它的道，就讓傳播這種胡說的老師自己去受這個罪吧！想從頭頂移動頭的人頸部一定僵硬。學員發現可以用頭顱底部那個實際的關節活動頭部時，都大大鬆了一口氣，原來頸部可以自由而不用僵住。

——以為頭顱底部靠近後面的部位接在脊椎上面。哇！想想肌肉要花多少力氣才撐得住這顆頭啊！事實上，靈長類祖先支撐頭的位置確實靠近頭顱的後面，這種結構幾乎需要十倍的肌肉才能讓頭挺起來，這些動物可絲毫沒有直立的意願。

頸

——以為頸部是甜甜圈或炸洋蔥圈的形狀。這種謬想之一，就是認為頸部肌肉一圈一圈，類似項圈。這種人常常會說「我覺得脖子讓我窒息了！」

——以為頸部肌肉又小又沒有力量。

——以為只有後面是頸部。不對，頸部包含前、後、兩側所有負擔頭部活動的肌肉。以為頸部只有背面的人，頭部試著要往前、往上時，下巴會怪異地內縮，這是以壓迫頸部前方為代價來放鬆頸部後方（他們所認為的頸部）。這個現象在歐洲尤其普遍，因為亞歷山大的頸部一詞，被翻譯成德文時有時會變成頸部背面。真是傷腦筋。

——以為衣領的上緣就是頸子的底部，男性尤其普遍如此認為。可憐的男人，在他的構圖裡，只要在衣領之下就全部歸於胸部，結果軀幹上部塌垮。通常襯衫領尖上的鈕扣剛好在鎖骨的高度，如果你一定要用衣服（不是好主意）來構圖，請用襯衫領子的下緣來標示你的頸部位置，而不要用衣領的上緣。

——以為頸部肌肉只包覆一節、兩節或三節脊椎骨。不對，頸部肌肉包覆七節脊椎骨。長頸鹿的頸部肌肉也是如此，牠的一節脊椎骨剛好有30公分長。我們好好伸展開來時會說：「喔，我覺得自己像一隻長頸鹿！」這話說得不算誇張，的確是像長頸鹿。

——以為頸部肌肉分擔了說話和唱歌的工作。在地球沒這一回事，或許到了天堂，頸部肌肉終於可以一展長才大唱詩歌，但人間沒有這回事。歌者演唱時，頸部肌肉的作用就只是移動頭部這邊看看、那邊瞧瞧，這邊看著愛人，那邊望著月亮，低頭讀著僕人送來的書信，看看地板，瞧瞧愛人，仰望月亮，就是這樣那樣動來動去。

舌

——以為舌頭接近嘴巴後面的某處，通常以為就在硬顎後方下面。試試看，試著從那個位置動動你的舌頭。不可能。這樣做讓我想抓狂。然而到處都有歌唱及表演的學員急切著要從那兒活動和放鬆舌頭，等到他們發現舌頭起源於喉嚨，就在舌骨的正上方，然後一路往上進入下顎的上面，原來它是那麼的長、長、長，突然之間，他就知道怎麼讓舌頭自由了。

——以為舌頭是靠喉嚨的肌肉而動。才不呢！舌頭是身體上少數的例子，特點在於，這個肌肉活動的就是自己，而不是去活動骨頭。舌頭像複瓣花朵，是複合肌肉，由四十條以上的肌肉整整齊齊裹成一小根舌頭，這就是舌頭那麼靈活的原因了。

嘴唇

——以為英文的子音是由嘴唇抹口紅的部位形成的。這個會動、發英文子音的嘴唇比抹口紅的部位要大得多——往上一路可以動到鼻子的底部，往下一路可以動到牙齦的底部。再看看臉部的肌肉，盡可能的活動嘴唇，發現了嗎？抹口紅的唇部只是在那兒搭個順風車。

臉

——以為臉只是骨頭上覆蓋著一層皮膚。演員或歌者有這種謬想會毀了他的演藝生涯，這種想法經常來自於把「面具」這個詞跟臉連結，我可以想像那會造成什麼苦果，就請那些發展出臉猶如面具這種觀念的怪物自己享用吧。

——以為兩頰上提有助於發聲共鳴。這種謬想足以解釋那些胸懷大志的歌劇演員為什麼總是動不動就做出一副吃驚的表情，這個觀念會害死他們。提高兩頰當然無助於共振，只意味著他想做表情卻用不上臉部肌肉。覺得一定要保持兩頰上提的歌者，永遠表現不出喜悅、絕望、冷酷等等不同的臉部表情。

喉嚨

——以為食道在氣管的前面。事實上，食道在氣管的後面（參考圖8.9）。如果依照這個常見的錯誤構圖來使用身體，吞嚥會相當吃力，並且造成聲音緊繃。

下顎

——以為下顎的關節在耳朵後面。請依此構圖動動下顎，看看會是什麼狀況。

——以為下顎的關節在底部馬蹄形的兩端。請依此構圖動動看。

——以為下顎的關節就在嘴角下面（以為下顎等同於下巴）。請依此構圖動動看。

——以為下顎底部的馬蹄形部位全是骨頭。請依此構圖動動看。

——以為下顎的關節位在下頜骨冠狀突（coronoid process，譯

註：冠狀突是下顎頂端前方約略呈三角形的突出骨)；下顎張開時，這個突出骨會沿著臉頰骨滑動。請依此構圖動動看。

——以為有兩個顎：上顎和下顎。請依此構圖動動看。

肺

——以為肺在腹腔。這樣想的人把手放在下方肋骨，想要檢測呼吸的量和氣的流動狀態。

——以為肺在骨盆腔。這樣想的人把手放在小腹感覺氣。當然，他們感覺到的其實是動作，是橫膈膜下降、內臟受到擠壓往外擴張的動作。

——以為身體裡有根氣柱，長度還挺嚇人的，如果你聽到學員在談他的氣柱，請他畫出來，你看了會嚇一跳，這種謬誤也會在其他部位出現。讓學員正確知道那個空間裝了哪些東西，他會永遠感激你。

——以為肺極為脆弱，很容易被戳破，所以必須縮緊肺四周的肌肉來保護肺。事實上，肺有肋骨保護著，肋骨之外還有兩塊中世紀盾牌似的肩胛骨保護著。此外，緊縮的肌肉本身反而容易穿破。

橫膈膜

——以為橫膈膜是垂直的結構，以為腹肌的頂端就是橫膈膜。這樣想的人會緊縮腹肌以配合這個謬想，因而破壞了呼吸時橫膈膜下降、腹部向外擴張的動作。橫膈膜是圓頂型的肌肉，以水平方式把胸腔和腹腔分隔開來。

——以為橫膈膜在腹腔。

——以為橫膈膜在骨盆腔。骨盆最底部的肌肉可以支持腹部的器官組織，這個部位有時稱為「骨盆膈膜」。這些肌肉也很重要，但它們有自己的名字，跟呼吸的胸腔膈膜不一樣。

肋骨

——以為肋骨只有六或八根，圍繞著腹腔。有這種謬想的人會覺得上半身特別脆弱。事實上，肋骨一路向上到頸項底部，圍繞整個胸腔，以及部分腹腔；肋骨的外圍還有保護，後面有肩胛骨覆蓋，兩側有肩關節，前面有乳房。肋骨提供第一線的保護，把左右兩邊的肺以及窩在中間的心臟整個包住，使肺不至於被戳到。一般人明白了這些事實真相，會覺得安心多了。

——以為肋骨是個籠子。用籠子來比喻胸腔是很糟糕的比喻。籠子的柵欄是釘死的，所以裡面的東西出不來。想像一下你去參觀動物園，園長很得意的說：「我們的獅子籠設計得很棒喔，籠子頂端的柵欄是軟骨做的，帶有彈性，籠子底部的柵欄跟地面有機關連接，所以籠子相當能活動。」

——以為呼吸時上方肋骨是不動的。這種謬想會毀掉歌者。

——以為只有前面有肋骨，後面是其他什麼搞不清楚的東西。

——女性經常以為肋骨之內還有乳房組織，緊挨著肺。有些人認為乳房的後面沒有肋骨；許多人無法清楚感知乳房上面的肋骨。這些都會阻礙上方肋骨的自然動作，使得呼吸變差。

——以為肋骨擴張的動作大概像橡皮筋或伸縮望遠鏡，或者從肋骨關節那兒擴張出來！事實上，肋骨是從兩側提高，使胸腔的空間擴大。肋骨很像水桶的提把，它的轉軸在前面的軟骨，以及後面跟脊椎連接的關節。請自行找資料來參考，《人體解剖著色學習手冊》裡有很好的圖片。

——以為肋骨的正面或胸骨是和腰椎成一排。

背部

——以為背部是身體的主要支撐部位，而不是脊椎。

——以為脊椎就是背部那一串可以摸到的小小突起。

——以為背部是某種堅固的骨板。

脊椎

——以為脊椎骨很小，像大小不同的銅板。

——以為脊椎是一根桿子，像根掃帚柄。

——以為脊椎承重的部位接近背部的表層。

——以為脊椎承重的部位在外側靠近肋骨處。

——以為脊椎是筆直的。有些人確實想盡辦法把脊椎挺成那樣。

骨盆

——以為骨盆像個碗。如果骨盆像碗那麼小，媽媽的子宮哪裡裝得下4.5公斤重的寶寶。如果骨盆不是前低後高傾斜的形狀，前方有略高的恥骨圍住，一個成人大小的骨盆可能裝得下一顆足球，即便如此，它是不會裝一堆壘球的，當然也不會裝草莓和奶油，因為它不是碗啊。

——以為骨盆是包覆了前面的腹部，這或許來自於「碗」的意象。

——以為坐骨的形狀像滾輪，或者以為坐骨附在骨盆底，所以必須要小心翼翼保持平衡。事實上，骨盆底部像搖椅底座的弧形彎腳，在任何位置都能提供可靠的支持。

——以為骨盆是一整塊大骨頭，因而容易受傷。事實上，骨盆是由兩塊中等大小的骨頭組成的，兩塊骨頭在前方的恥骨連接（譯註：形成恥骨聯合），上端內側跟薦椎接合（薦椎是脊椎底部的三角形骨頭），在靠近底部的外側跟大腿骨接合。恥骨聯合（pubic symphysis）是兩邊恥骨的相接處，它是軟骨，有緩衝作用，能承受相當大的衝擊，骼薦關節也有一些彈性，此外，骨盆周圍都有很好的襯墊。

——以為骨盆的前方和腰椎對齊成一線。

——以為恥骨和骼薦關節不能活動。事實上，一呼一吸之間，那兒都有微微的動作。

骨盆腔

——以為骨盆腔像個塑膠袋或枕頭套，是個垂直向下的筒狀空間。事實上，骨盆腔底的後下方是有開口的（參考圖8.10、8.11）。不自覺把骨盆腔想成枕頭套的人，會試圖改造自己的樣子去配合它。

骨盆底

——以為骨盆底主要都是骨頭，骨頭上有些小孔。

薦椎

——以為薦椎是骨盆的一部分。不是的。薦椎是五節脊椎骨融合成一塊，是脊椎的一部分。重量會從薦椎最頂端的兩側，傳送到骨盆兩邊骨頭粗厚的部位，然後通過髖關節到大腿骨。

尾骨

——以為不論坐或站，尾骨都得承受身體的重量。這麼想的人會說：「我的尾骨好痠喲，因為它得承受我全身的重量，它那麼小。」

如果尾骨必須承受我們的重量，它很快就完蛋了。小小的骨頭承受巨重會瓦解。幸好，站立時重量是傳送到大腿骨，坐著時重量是傳到尾骨前面的坐骨，尾骨只是懸在那兒。我在其他章節釋解過，薦椎及尾骨不承重，它們是穿牛仔褲形成臀部曲線的部位（也是重要肌肉及韌帶的附著處）。

髖關節

——以為髖關節靠近骨盆頂，通常以為在髂棘（iliac crest）。這個錯覺造成下背痛，並阻礙髖關節的活動能力，也是給人拘謹保守印象的原因之一。

——以為兩邊髖關節的距離很近。舞者多半有這種想法，認為髖關節就在骨盆裡面恥骨的兩邊。百分之九十的舞者做兩腿外開練習時，都把食指尖點在那個位置。我老是想著，他們的股骨頭隔著那一咪咪的距離彼此瞧著，卻怎麼也碰不到。如果髖關節真是這麼靠近，哪有辦法生小孩啊！

——以為髖關節是一個球和一個窩，窩很大，而且是跟骨盆分開的。請參考圖片。球和窩是個糟糕的比喻。

——以為「窩」的開口朝地面，然後大腿骨深深插進骨盆。有這種想法的人，腿的動作往任何方向超過幾公分都是不明智的。

——以為髖關節只能活動腿，軀幹則不能從髖關節動。有這種地圖的人認為，前彎一定是從腰部往前彎，因為這是他唯一的選項，軀幹就是不能從髖關節往前彎。這樣的人可能要花五分鐘才能弄清楚怎麼做出「猴子」姿勢。剛開始他會覺得從髖關節彎曲軀幹超怪異的，等到體會了箇中滋味，就覺得超讚的：「哇，這就是網球教練希望我做出來的動作啊！」誰知道他的網球教練是怎麼說的。

——以為軀幹最底部是一條直條，就像傳統的布娃娃那樣。

——以為腿和骨盆最下面的坐骨連在一起。

——以為髖關節在鼠蹊弧線的頂端，把富有彈性的股薄肌（gracilis muscle）肌腱當成骨頭。

——以為兩條腿彼此連在一起，生殖器在兩根大腿骨相接處的下面。

膝關節

——以為膝蓋骨就是膝關節，以為膝蓋骨就是重量傳送下去的地方。注意，身體向下壓時，就會有那樣的感覺。

——以為大腿骨和小腿骨中間有塊骨頭叫作膝關節。大多數有這種想法的人，會把它畫成大約棒球大小，通常是圓的。

——以為大腿和小腿的關節在膝蓋骨的正後方，或正上方。等到他們明白膝關節在膝蓋骨的底部，那兒才可能有動作，立刻覺得自己的大腿修長多了。

——以為膝關節不能旋轉。

踝關節

——以為小腿骨末端的兩個隆起就是踝關節，一般人都從這兩個突出點旋轉腳。我從前以為這兩個隆起是兩根骨頭的頂端，一路下去會連到前腳掌。難怪我修正了踝關節的構圖之後，花了好幾個月的時間才恢復踝關節完整的活動範圍。

——以為踝關節在跟骨的上面，也就是阿基里斯腱前面一點的凹陷處。這和腳是L型的想法一致。

——以為腳踝根本不是關節，而是小腿骨的終點、腳的起點。有這種想法的人即使解除了身體「向下拉住」的狀態，踝關節仍然鬆不開。他的重心沒有往前移到足弓，因為他不認為自己能這樣做。

腳

——以為腳是L型，認為重量從小腿的後面傳送到後腳跟，然後往前進入腳的其他部位。

——以為腳趾是足弓的一部分，造成腳趾緊抓。

肩膀

——以為只有一個上臂關節，不知道上臂其實有兩個關節。我敢說這種錯誤最後總是會讓人受傷，而且限制活動技巧的發展。認定只有一個關節的人把這個關節想像在兩個真實關節之間。我們所說的兩個真實關節，一個是鎖骨連接胸骨的關節，一個是上臂肱骨和肩胛骨連接的關節。

——基於上一個錯誤，自然就以為軀幹上部不太能活動，甚至完全不能活動。不知道鎖骨和胸骨之間有個關節的人，自然不知道這個關節能做出上、下、前、後的動作，當然也就從來不會去做這些動作，即使在游泳這種最適合它發揮的運動中，也渾然不知要去使用。等到有人告訴他那兒有個關節存在，他才開始去動動看，起初半信半疑，接著開心起來，因為從那兒動作的感覺真是太棒了。

——系出同源的錯誤，以為肩胛骨連接到脊椎，所以不能動。

——以為兩個肩胛骨彼此連在一起，所以不能動。

——以為肩胛骨連接到肋骨，所以不能動。

——以為肩胛骨連接到頭顱底部，所以不能動。事實上很少人這樣想，不過我還是提一下。

——以為上臂連接到脊椎，或以為連接到脊椎側邊附近的凹槽。這種想法通常源自於老師的某些教導，例如「注意，手臂和背部確實是分開的」，這句話在某些情況之下說得通，但是如果沒有解釋清楚，會讓一些學員搞糊塗。

——以為上臂連接到肋骨。

——以為上臂連接到頭顱底部的窩穴。

——以為肩架長得跟骨盆一樣。在這種不實際的構圖思維下，以為軀幹的上半部大多是骨頭而難以活動。

肘

——以為尺骨末端的隆起是肘關節，通常都以為手肘跟尺骨是分開的，還認為它會滑動，會造成各式各樣的問題。

——以為肘關節是一根上臂骨頭連接一根前臂骨頭，學員在這樣的構圖影響下，就不會用前臂去做旋轉動作，很容易把肘關節應該做的工作（例如轉門把或轉方向盤），交給上臂和肩胛骨連接的那個關節來做。

——以為前臂繞著橈骨旋轉，也就是以拇指側的橈骨作為旋轉軸。樂器演奏者、木匠、網球員的腕肌腱炎或肘肌腱炎，多半是這種錯誤造成的。

手腕

——以為橈骨和尺骨末端兩個隆起就是手腕。

——以為兩個隆起之上戴手錶的地方就是手腕。

——以為手骨直接連到前臂骨，形成鉸鏈的作用。這樣想的人手腕就真的成了鉸鏈。

——以為翻掌這個動作是手腕做出來的，跟前臂沒有關係。

——以為手腕是「球—窩」關節。

——以為拇指跟橈骨維持成一直線是手部的休息姿勢。這樣想的話，保證手腕外側一定會出現長期慢性緊繃，損害手腕朝拇指這一側2.5公分到3.8公分長度的活動能力。這對鋼琴師極為不利，因為鋼琴師非常需要那2公分之多的活動能力。

手

——以為手指從手掌的邊緣開始，因為那兒有區分手掌和手指的線紋。從指尖往下，第一、第二指節關節都有一條線紋，所以一般人以為第三條線紋那兒就是掌指關節。事實上，那裡不是指掌關節，從手背很容易看出掌指關節的真正位置。以為手指和手掌之間這條線紋就是關節的人，一定手指僵硬，手背蜷曲，手指的靈巧大打折扣。

——以為手指有肌肉。事實上手指肌肉只連接到手指近端附近的肌腱上；手指並不像上臂二頭肌那樣，有從上到下附著整根骨頭的肌肉。有人這樣幻想著，尤其是他們在做手指運動的時候。

——以為手掌沒有肌肉。

——以為手掌的骨頭像肩胛骨一樣，是一整片骨頭。事實上，手掌有四根掌骨（拇指不算在內），這四根骨頭都能活動。

——以為拇指是上面的那兩節骨頭；認為拇指跟手掌的邊緣連接，而不是跟手腕連接。拇指構圖錯誤的人，大大喪失拇指的靈活度，並且第二指節關節總是明顯突出，同時第二指節關節到手腕之間有些塌陷。

Chapter 12

如何幫助學員修正身體地圖

好老師教學時最常問：「我要怎麼幫助學員修正他的地圖？」亞歷山大老師很想知道如何辨識錯誤的構圖，然後加以修正，因為他們親眼看見準確的構圖可以大大加速亞歷山大技巧的學習，而且對某些學員來說，更關乎成功與失敗。教音樂、戲劇、舞蹈、運動的老師急切想要知道怎麼幫助學員，因為他們明白準確的構圖對專業的身體表現影響太大了，經常關乎輸贏。此外，老師也希望學員懂得正確使用身體，在未來的職業生涯裡能夠免受痛苦、傷害。很多老師真心想幫助學員，希望他們不要像自己一樣再受這些苦，但許多老師不清楚該怎麼做。在自問「我要怎麼幫助學員」之後，接下來的問句是「什麼是有效的預防方法？」。

本章主要對象是亞歷山大老師，以及教藝術和運動的老師。其實，應該是跟所有的老師都有些關係。

首先，什麼時候是帶領學員切入身體構圖的時機？很簡單，就是學員學習發生困難之際。以亞歷山大技巧課程為例，在學員無法跟隨老師手的指示和引導之際；在學員沒辦法讓舌頭自由之際；在學員擺出頭跟小提琴的相對位置而胸部塌垮之際；在學員一踮起腳尖就駝背之際；在演員有了標準訓練，發聲卻無法提升之際；在網球選手不會使用髖關節等待發球之際；在不管怎麼說、怎麼教、怎麼示範、怎麼哄、怎麼求，甚至恐嚇，琴鍵上的手總是蜷曲之際。

學員有困難的當下，有兩種選擇可以帶入身體構圖——你可以詢問學員當下的身體構圖情況，或者根據觀察直接給予準確的訊息。決定用哪一種，可能要看當時有多少時間。如果你選擇要找出是什麼樣的構圖造成了問題，只要問，「告訴我，你認為呼吸是怎麼一回事？」、「手腕像什麼？」、「你認為臉部表情是怎麼做出來的？」然後耐心等一下，讓學員進到他心裡真正的想法。如果她說：「哎喲，我從來沒想過手腕像什麼耶！」你可以說：「現在想想看啊，猜猜看啊。」答案會因人而異。「喔，我想是鉸鏈關節吧。」繼續往下細問：「這種關節是怎麼活動的呢？它把什麼跟什麼連在一起？」「我想是把手跟手臂連在一起」，「怎麼個連法？」「嗯，我想想，像一扇門吧，我想手左右擺動就像一扇門」「做給我看看。」她把手來回擺動。「鉸鏈可以有兩側的動作嗎？」「不能吧。」「因為是鉸鏈。」「對呀！」

這個時候你就清楚了這位學員對手腕的構圖。只要花一、兩分鐘耐心詢問就可以得到答案。假設她是大提琴手，你已經花了好幾個鐘頭教她怎麼放鬆腕關節去做拉弓的動作，但半點效果也沒有。那麼何不花幾分鐘看看準確的手腕構圖能不能幫上她的忙。不妨跟她說：「我有個好消息告訴你，手腕其實不是鉸鏈。如果手腕是鉸鏈，就沒有人能拉大提琴了，任何人把手腕想成鉸鏈，手腕就會僵硬，跟你現在一樣。你怎麼想手腕，你的手腕就會乖乖配合你的想法而變得僵硬。幸好，手腕一點兒也不像鉸鏈。手腕的設計讓手有最大的活動空間，所以才會有大提琴手。」

要學員接下來的幾個星期盡量熟悉自己的手腕。複印一張《人體解剖著色學習手冊》裡的手腕圖片給她，請她影印十張，大提琴的盒子上貼一張，汽車上貼一張，廁所鏡子上貼一張，臥室鏡子上貼一張，樂譜架上貼一張，剩下五張貼在她每天常常會看見的地方，這樣她一天可以看到許多次手腕，提醒自己手腕結構是多麼的巧妙、恰到好處。

老師們，注意了，這個幫助學員的法子跟其他法子比起來省時又省力。以「意象」(Imagery)為例。意象應用在動作上很花時間，而且很累人。學員費盡心力想像一條河流過她的手腕，根本無濟於事。意象用在教學上，要用在明白事實真相之後，而非之前。等到學員有了準確的手腕構圖、可以輕鬆順暢拉弓後，她也許會很喜悅地對你說：「你知道嗎，我真愛這種感覺，就好像河流流經我的手腕，然後進入琴弓、進入琴弦。」你微笑著說：「很好。」當下你開懷笑了，因為你知道發生了什麼變化。學員的手臂擺脫了錯誤構圖的宰制，自由的手臂確保了動作的流暢。原先的緊繃消失了，她經驗到手臂真實的流暢感，這是緊繃時不可能有的感受，這時她用了一個美妙的意象來描述自由的感覺。自由常常能生出意象，但意象永遠生不出自由。沒有事實根據的意象，如同去一家很棒的餐廳啃菜單；有了事實根據之後的意象，如同飯後的甜點。

在這個例子裡，修正學員地圖最重要的工具是手腕圖片。如果只用嘴巴說說，沒有人會因為聽了你的話就重新訂正那個部位的地圖。地圖的力量太強大了，跟語言文字比起來，地圖穩占上風，尤其對那些慣於用視覺進入自己身體地圖的人更是如此。即使你拿出了人體骨骼模型和圖片，有些學員還是會說：「我真的不覺得自己的身體像那個樣子。」有位男性大學教授一定要到自己任教的大學圖書館翻閱了三、四十本人體解剖書，才承認肺在軀幹的上部，而不是腹部。過去他堅信自己是對的，因為唱歌時他能感覺有氣體從軀幹底部升上來。其實他唱歌時所感覺到的氣體，是一種曲曲折折逐漸累積的緊繃，卻以為這股從軀幹底部往上升的緊繃是氣體。由於這些構圖所創造出來的感覺如此逼真，因此他需要收集大量的證據，才肯接受事實真相。

去跟學校索取你需要的視覺輔具，一具真人大小的人體骨骼模型很有用，比起電腦，音樂老師更需要人體骨骼模型。告訴系主任，跟電腦比起來，你更想要人體骨骼模型，它會提升你的判斷力。

有一種45公分可折疊的骨骼模型非常好用。（可上https://www.anatomywarehouse.com/anatomical-chart-company購買。）有位鋼琴老師在她的教學鋼琴櫃上放了一具人體骨骼小模型，加上一台玩具鋼琴。她可以在三十秒之內給年輕學員講解清楚，應該如何坐在骨盆底的弧形骨頭上，如何用髖關節前彎，如何移動骨盆底部兩個弧形骨頭去彈鋼琴兩端的琴鍵，如何平衡頭部，以及如何讓肩胛骨移動。此外，大張的骨骼、肌肉結構的護貝圖片，各種身體部位的塑膠模型，都很有幫助。我認識一位教聲音的老師，上課使用發聲構造模型，教學效果非常好。

年紀小的學員對於學習自己的身體很有興趣，所以視覺教具特別重要，教室到處貼上圖片可以幫助他們理解事實。在孩子選擇樂器或把手放上鍵盤之前，有一些非常重要的身體構圖觀念應該在第一時間就要提醒，這關乎孩子是否能成功學習那樣樂器。有些老師設計出聰明的方法，在第一堂課就讓孩子理解前臂旋轉的事實真相，此後孩子的手臂永遠能發揮正常的功能，手和臂永遠保持快樂的關係。其中一個妙法是用一大張白報紙，要孩子把手和前臂放在紙上，掌心朝上，很快用鉛筆畫出手和前臂的形狀。然後翻過手來再畫一次。這樣可以很明顯看出軸在哪裡，孩子可以反覆旋轉手臂，看看手臂是怎麼旋轉的。紙上的圖看起來像一隻蝴蝶，孩子可以把手離開紙張，繼續旋轉手臂。

老師稱之為「蝴蝶飛飛飛」，在孩子初次把手放在鍵盤上時，老師指示孩子繼續做蝴蝶。小手、小臂妥妥當當放在琴鍵上，孩子會保持手和臂的輕盈和輕鬆。然後老師示範如何在琴鍵上移動軸，如何讓手和前臂就這麼輕鬆地依著軸彈奏。

另外一個方法是在橈骨底部貼一張有太陽圖案的貼紙。孩子轉動手臂時，可以看到太陽升起，到日正當中，到下山，然後她知道一定要把太陽再往回轉，經過中午，回到早晨的太陽。

這樣老師很容易教學、示範，例如告訴孩子彈八度音或顫音時，手腕要有多大的動作。老師只要說：「瞧，如果你從蝴蝶開始，你可以一直轉到小指，然後回來，或者一直轉到拇指，然後回來。」如果孩子的手沒有回到休息的位置，老師可以：「這裡要回到蝴蝶了喔。」

我希望老師找出簡單、快速的方法，幫助小朋友用準確的構圖開始練習。小朋友都喜歡學習自己的身體結構，熱切吸收解剖書上的知識。有個小男孩看到人體骨骼模型非常興奮，立刻對它發出種種問題，自然而然把模型跟自己的身體連結起來。如果每一個孩子都有這樣的學習機會，不知可以免去多少痛苦折磨。

小心用語

你對學員說P（posture，姿勢）或R（relex，放鬆）這兩個字眼時，不用我多說，你早就知道會有什麼結果了。如果你說用P，學員就給你僵挺著身體；若說R，學員就給你鬆垮下來。演奏音樂時，這兩種狀態都是幫倒忙。然而，一些老師年復一年用這種字眼教學，當然對教學的結果感到挫折，但又不知道該怎麼做。

你不妨這樣做：製作一張身體字彙表，來幫助學員獲得有助於演奏樂器或唱歌的身體狀態。拿一本普通大小的字典，一頁一頁從A查到Z，找出有用的身體字彙。這個工程聽起來挺嚇人的，其實也沒那麼辛苦，花的時間不比讀一本書多，而且滿有趣的。我就是細查字典，發現了身長（stature）這個字，這也是亞歷山大會使用的字，不過我以前讀他的書時沒有特別注意。我不明白它的深奧用法，可是在我的自身經驗裡，這個字對我最有幫助。當我的頸部自由，背部延長、放寬時，腦子裡想著這個字，就能不費力達到完整的身長，從來不曾失靈。

那麼就製作一個動作詞庫在教學時使用，並且仔細觀察每一個字的使用效果。準備一本小筆記本，在每一個字的旁邊註記你使用這個動作詞彙時學員的反應。一位樂團指揮告訴我，他發現最有用的字是「舒服」（comfortable）。他跟「放鬆」這個字纏鬥多年，幾乎從來沒有好結果。現在他很愉快，因為現在他舉起指揮棒，只要說：「好了，團員們，把你們的身體調得舒舒服服來演奏吧。」樂手們確確實實就做了！彩排時，聽眾也以相同的字眼回報：「你的樂團看起來總是那麼舒服。」下面有一些詞彙供你參考：

舒服的	容易的	不費力的	輕鬆的
平衡的	有支持的	輕柔的	自在的
自由的	身長	有浮力的	漂浮的

變輕了	飄飄然	流動的	滑順的
優雅的	典雅的	靈巧的	雅致的
享受的	均衡的	按部就班的	安全的
基礎穩固	有聯結的	穩定的	平穩的
平衡的	移動	活動	活動順暢的
動作	紮實	強壯	下盤穩固

這裡列的並不多，你會找到更多，並且漸漸納入教學中，說出對自己、對學員最有用的字眼。重要的是，時時提醒學員在真實的身體裡回到自身真實的經驗。你需要每一個小時至少說10至15遍，提醒他們回到自身的經驗。我保證「放輕鬆，充分呼吸，然後開始」，這樣的說法比「深呼吸，然後開始」更有效果。以下是一些有效的例句：「身體平衡在長椅上，然後開始」，「別忘了優雅拿起琴弓」，「心思單純，此刻當下，不需緊張」，「開始時，請保持身體清醒」，「諸位，請保持警覺而輕鬆」，「各位，整個身體即整個世界」，「我的朋友們，暫且停下來，讓流暢回來，謝謝」，「再來一次，這次要穩住」，「比起沒有用上身體，你會更喜歡全身一起來唱歌，再試試看」，「這次拉下弓時你確實讓身體延長了，很好」。

做老師的通常最愛說這不行、那不可以，所給的建議多半是些禁令；但上面最後那個建議有點不一樣，那些例句叫作「給予正向回饋」。如果你不斷地、溫和地、前後一致地點出學員哪裡做對了，就能在他們身體中創造穩固的體驗知識。沒錯，這就是亞歷山大老師正確的自我提升方法，也是讓你在教學上更自由開放的簡單方法。我很訝異，許多老師只點出要學員改變的部分。這樣不對，如果一定要建議，換個方向吧。只需點出學員現況中你希望他繼續保持的部分，或者點出現況中對他有幫助的部分，請他把目前對他有幫助的部分做得更好些。例如，「很好，你注意到自己頭和頸的動作了，現在彈奏時把覺知擴大到全身，就會真正有全然完整的體驗」，「你的手臂三個關節輕鬆多了，現在請你加上第四個關節」，「你的身體覺察能力非常棒，可不可以把覺知也擴大到外面的環境？」

持續瞭解

持續詢問學員每一種構圖改變之後的情況。有些學員能快速吸收新的訊息，構圖在三天之內就完全改變；有些學員在某堂課修正了自己的錯誤構圖，一個星期之後回到教室，就確確實實改變了。看到他們改變，記得稱讚一番，然後繼續往下。你不妨說：「我知道你真正明白了肋骨的動作，很好，不會再有吸氣不足的問題了。如果你能夠明白軀幹下部如同你現在明白軀幹上部一樣，那麼吐氣時就能有很好的支持。」

可是如果學員改變很少，或者沒有改變，一定要找出原因。「你仍然依照舊的地圖呼吸，為什麼？」要是你發現學員沒有運用內在的地圖，你可以提醒他：「記住，在動作中腦子裡的地圖永遠占上風，如果不改變地圖，你會繼續按照自己心裡想的結構去呼吸，這樣你會永遠空氣不足，對吸進來的空氣也不知道怎麼使用才好。所以你一定要改變自己的地圖，否則你的呼吸不會有任何改善。」這麼坦白說出事實是不容易的，但總比日復一日面對學員毫無進展要容易多了。

學員要是有了進展，就要說出他進步的地方，並且進一步詢問：「你的呼吸比上個星期好多了，但還不到讓你能愉快地彈奏音樂。告訴我你是怎麼運用上星期我給你的資訊？」你可能發現學員斷斷續續嘗試，而不是一直在運用，記得不斷提醒學員堅持不懈很重要。你不妨說：「重要的是，接下來幾個星期在心裡保持你的呼吸結構地圖，這樣每次練習時就可以呼吸得很好。」

在修正地圖的過程中有一種自制力，那是一種溫和的自制力，能使內在增強，能使原本困難的變成容易，原本模糊的變成清楚。你會發現，無論教什麼，你都能在關鍵時刻及時提醒學員回到自身的經驗，以及自身的結構。

Chapter 13

關於運動

亞歷山大是瞧不起運動的，他抨擊運動花費太多的力氣，還會導致傷害，以及助長粗糙、沒有覺察的心。我相信亞歷山大如果活到現在，對運動應該會有不同的態度。我相信亞歷山大會贊同當今的研究，同意有氧活動有其必要（或許那能延緩或防止他中風）。我也相信，他應該會樂見眾人用專業的重量訓練培養肌力，也會認同練習瑜伽和太極能提升關節的活動度，幫助我們更加瞭解脊椎、重視脊椎。我相信他會樂於看到人們在街上慢跑，微笑看著人們跳爵士健美操。

我相信亞歷山大會承認，以時下方式運動的學員，不管方法多糟，他的學習比不運動的人更有效率，因為他開始重視動作，儘管只是一知半解，但因為身體結實，儘管是辛苦費力練出來的，才讓他們有深入探索的可能。動作激發他渴望更自由的動作，如果運動或動作課程提升了他的生活，他就會期盼更自由的動作能革新他的生命品質。對許多學員來說，運動是他們邁出動覺冷漠的第一步。

做什麼運動？目的是什麼？

我通常會在第一堂或第二堂課問學員是不是有運動，如果有，是怎麼做的。我希望在學員學習亞歷山大技巧之初，就讓他們知道如何把技巧的原理應用在自己的運動上，而且我也想知道學員重視哪種動作。答案有好幾類。有些學員重視有氧運動，例如游泳或跑步這類可以增加身體含氧量的運動；有些人喜歡增加柔軟度的動作，例如徒手健身操；有些人喜歡增進能量的運動，例如太極和瑜伽；有些人做的運動是物理治療師指定的（這些學員常因恐懼而嚇得不去練習，總覺得做了比現在更糟）。有些人為了強壯，或為了感覺更強壯些，而執迷於重量訓練及健身；有些人一點兒也不在意運動的感覺，運動完全是為了外表，例如堅硬的肌肉、平坦的小腹。

還有一小群特殊學員，運動是他們的工作，或者把運動視為工作。運動員的伸展、跑步、拉筋，舞者的把桿動作，這些都是打球和跳舞前的準備工作。甚至有的鋼琴師告訴我，他們要做手指運動以增加手指的力量，彷彿手指按琴鍵是特別的技藝，需要鍛鍊手指的肌肉。對於這種自圓其說、沒有經過檢驗的費力做法，我總是有所質疑。有時候一些假設是合理的，例如籃球員訓練跟跳躍有關的肌肉，就能大大增加表現能力；有些假設則否，例如彈琴本身就能訓練手指彈奏的力量和靈巧。

不管怎麼說，重點是：運動的人有運動到，並且能享受成果。

花同樣的時間、力氣去運動，要能得到兩種好處，而不是一種。也就是說，你可以在跳有氧舞蹈時得到更多的氧氣，同時得到「首要控制」。你可以在做柔軟操時得到柔軟度，同時得到「首要控制」。事實上，唯有保持「首要控制」，才可能得到柔軟這些動作品質（真希望自己可以證明給你看）。亞歷山大的學員可以練氣、練能量，同時練習「首要控制」，這樣他們可以強壯，同時柔軟。

治療師指定的運動

醫師和物理治療師通常會指定某些運動給有肌腱炎、下背痛或肩膀旋轉肌群有問題的患者。有些運動是醫師仔細選出來的，確實能對治患者的問題；有時候就是普通一般的運動，印成一張運動處方，像阿斯匹靈一樣交給病人。就算運動是醫師仔細挑選的，也很少仔細教導患者如何去做。學員帶著同樣錯誤的概念、舊有的身體結構地圖來做這些運動，最後當然會得到同樣的結果——緊繃和受傷。記得有一位小提琴手因為手腕肌腱炎來找我。醫師指定她做一些相當嚴格仔細的手腕運動，包括使用時下流行的小啞鈴。不幸的是，這位年輕女子搞錯了前臂旋轉的方式，以同樣的錯誤構圖來做復健運動，整個手腕跟拉小提琴時一樣受到不當的拉力，所以每天做完復健運動都哭，但仍然堅持不輟，因為她以為這些動作一定對她好，要不然醫師不會開這個處方給她。等到我重新訓練她依照結構做動作，這些動作才對她有益。謹記，醫師開給你的運動處方，你要做對了，才會受益。

你需要仔細閱讀運動單上的說明，才能確實明白醫師所開的處方。有時說明寫得太糟，細讀也枉然。你可能得用猜的，更常有的是，你可能得把說明裡的用詞換成合理的動作語言。舉例來說，運動說明經常這樣寫，「把你的下巴帶到胸部」，或「把你的耳朵靠向肩膀」。若照字面上的意思去做動作，通常頸部會縮短、僵硬，根本達不到設計這些動作的目的——解除頸部脊椎骨的壓迫。我請學員一定要把這樣的用語轉換成所使用的關節以及所做的動作，所以「把你的下巴帶到胸部」，會變成「請用頭和脊椎相連接的關節把頭輕輕向前傾。確定你的頸部肌肉是自由的，確定過程中包含了頭部後方微微向上的動作，以促使你在動作中仍然保持『首要控制』；確定動作有鬆開的質感」。

運動單上的示範圖片可能跟文字說明一樣有問題。有位本身是物理治療師的學員，有次上課帶了一本頸部運動的小冊子。她因為頸部僵硬問題，便依照小冊子做了好幾個星期的頸部運動，現在頸部不但僵硬，還會痛。小冊子是光亮的銅版紙印刷，還有彩色示範圖片，示範運動的人是我在書面上看到最緊繃的人。學員模仿小冊子上的動作，結果當然是可預期的慘。如果你在運動說明書上看到示範動作的人本身體態向下緊縮，請不要模仿他的動作。你身體要先鬆開、解除向下的拉力，再用更加鬆開身體的方式去做運動。做完運動之後，覺得人變得比較靈活、舒服，就知道自己做對了。

如果物理治療師給你特殊的器材，請明智地使用它。有時學員把他們的頸部牽引器拿來給我看，那是一個裝了水的袋子，掛在門上，利用它的重量來牽引頸部。如果學員小心使用牽引器，頸部在牽引器的拉力之下微微延長，他會感覺頸部相當舒服。可是，如果學員的反應是向下緊縮，跟牽引的力量對抗，那麼牽引器對他有害無益。原則還是一樣——不在於做什麼，而是怎麼做。

亞歷山大技巧與有氧運動：
走路與跑步

少數學員由於對走路和跑步的差別不夠清楚，而有了大麻煩。有人快走，把速度逼到超過臨界點，身體卻沒有自然轉換成跑步。根據步伐實驗，那個臨界點跟身材有關，應該進入跑步時仍然用走的，對身體是很大的壓力，最終會造成疼痛。快走，當然可以，如果你覺得走起來很舒服，那很好，可是當步伐自然而然改變時，要尊重那個神奇的時刻。同樣地，確定自己慢跑時速度不要慢到應該是快走。有時教練注意到跑者的心率超出他的安全範圍，會要他慢下來，如果跑者應該改成走路，卻用慢跑當作緩和，他在慢跑中會覺得沉重、不舒服。如果你需要放慢速度使心率下降，就用走路的方式當作緩和，等到需要再次提高心率時才開始跑。

同樣地，要尊重自己的步距。步距也是依身材的比例早就內建在神經系統裡了。如果步距長期拉大或縮小，會損傷關節；運動時故意拉大步距或縮小步距，也會損傷關節。快走運動的人為了某種原因特別容易拉長步距，使得他們走路的樣子看起來有點好笑，這種習慣也會傷到髖關節、膝關節、踝關節。別這樣走，請找出你的自然步距，保持不變。如果你想走快一點，可以加快步伐，每分鐘多走幾步，而不是加大步距。

如果你跑步有任何壓力或不舒服，把運動鞋帶到教室跑給老師看，請老師幫忙。最好錄一段運動的影片跟老師一起觀看，就能和老師分析哪裡出了差錯。持續錄影、修正錯誤，直到你跑步時輕鬆自在、全身協調。

跑步的關鍵因素在於身體的「首要控制」，也就是首要動作必須是最先發生的動作。我的意思是說，跑步時（走路亦同），手臂和腿的動作一定要相應於脊椎的延長，跟脊椎的延長協調一致，而脊椎的延長來自於每一個步伐頭部新的往前、往上的細微動作。如果步伐中脊椎緊縮，或是沒有辦法延長，這時手臂和腿的動作是沒有章法的，還會多花不必要的力氣。

如果你走路或跑步有問題，請複習本書有關身體構圖的章節，確定自己沒有錯誤使用關節。跑步有問題的人常常會發現他的骨盆往下垮，給髖關節造成無法忍受的壓迫；有些人則是膝關節的構圖太高，認為膝關節靠近膝蓋骨的中間或上面，其實膝關節在膝蓋骨的底部；有些人不會恰當使用腳踝，如果你的腳跟撞擊力道太大，或是落腳時落在腳跟太後面，那麼你一定要重新思考全身的平衡。對比於雙腿的位置，很可能腳觸地時軀幹的重量落在太後面，而不是平衡的落在髖關節上。如果你發現兩腳往前跑的動作不平順，就可以確定自己的軀幹太往後了，這樣腳會用延長腳跟停留的時間來適應不平衡。請用頭領導動作，從髖關節處移動軀幹往前，直到你覺得跑步時整個背部是鬆開的，同時兩腳前進變得平穩。當進入這種狀態時，你會感覺到一股彈性，很美妙。

游泳

只要注意三個地方，游泳者的抱怨幾乎總是能解決。一是頭跟脊椎連接的關節，二是鎖骨跟胸骨連接的關節，三是大腿跟骨盆連接的關節。游泳的人在水裡轉頭呼吸時，緊繃住頸部肌肉，造成頸部的疼痛和僵硬，他們在轉頭之餘，頭部還往後仰。如果緊繃嚴重，頭的活動能力會大打折扣，在這種情況下，泳技想要有長足的進步，一定要先應用亞歷山大技巧的原理來恢復頸部靈活。成功的指標是：頭沒有轉動時能夠在水裡輕鬆休息，以及頭能夠啟動「首要動作」，以協調手臂和腿的動作。

游泳的人在划水時，一定要讓鎖骨和肩胛骨的動作發揮到最大。整個肩胛骨應該輕鬆地往前漂浮，鎖骨也應該能讓整個手臂的結構都做出划水的動作，而不是只有上臂、前臂和手在划水。這樣上背部才能自由，使前胸及後背的動作肌肉完全發揮力量在划水動作上。

踢水時，一定要從大腿連接骨盆的關節那兒啟動，膝關節和踝關節要放鬆，不可僵硬。想從腰部或腰部附近發動踢水動作的人，會下背痛，而且這種踢法也沒辦法恰當驅動身體在水裡前進。

騎單車

騎單車跟游泳一樣，靠的是頭跟脊椎連接的那個關節能輕鬆活動，以及脊椎回應頭部動作的延長能力。單車騎士轉頭或往後看時，一定要讓脊椎保持輕鬆、延長的狀態；看號誌燈時，頭一定要從頭顱底部，以頸部肌肉沿著頸椎曲線延長的方式後傾，而不是緊繃頸椎肌肉抬頭。唯有靈活的脊椎能確保手臂把重量傳送到單車手把，不會有過度的壓力造成上背部疼痛、灼熱。

騎單車的人應當複習本書有關骨盆結構的部分。騎車時一定要整個軀幹前傾去握車把，而不是像許多人僅僅把腰部以上往前傾，那是不舒服的。從整個骨盆把身體往前傾，還可以防止腿力喪失。肌肉太用力，力量反而無法直接傳送到踏板；髖關節若是自由，力量就可以直接下去。

單車騎士腳上抬時會想跟下踩時一樣用力，這是相當常見、也相當古怪的過度用力現象。若能單純讓腿順勢上抬而下採用力，形成腿工作和休息的愉快循環，就可增加長途騎車時兩腿的耐力。

有氧舞蹈

如果你想要試有氧舞蹈，請從家裡開始。買一捲錄影帶，確定裡頭的有氧舞蹈老師有正確使用身體，先花幾個星期自己摸索一番，直到確定能跟上速度，身體能負荷這樣大量的刺激，還能保持動作的流暢及輕鬆。如果覺得某個動作不對勁，暫時中斷影片，再三研究那個動作，分析自己的困難點，試著用不同的方式做，照著鏡子跳，看能發現什麼。總之，這樣試試、那樣試試，直到學會了，再回去跟著舞步往下跳。對自己要有耐心。有氧舞蹈的動作要求很高，在你去參加有氧舞蹈課程之前，先在家把這些動作練到自在、安全的程度，免得在教室裡因為同儕壓力，現場說明或示範不足，而讓整件事變成困難。

或者乾脆簡化整件事，跟著喜歡的音樂直接跳，逐漸加強到有氧的程度，加入自己設計的動作，只要覺得動作適合自己就可以。跟買來的錄影帶比起來，你的舞步或許比較沒有連貫性，但是比較豐富多樣，所以有趣多了。

柔軟運動

如果你做的是健身操，或伸展拉筋，或其他增進柔軟度的運動，就要有確實的評量標準。你漸漸變柔軟了嗎？如果是，你是身體每個部位都有變柔軟了嗎？脊椎？頭？髖關節？踝關節？上臂？如果是，毫無疑問，你的方式對你有益。如果不是，為什麼？

令人心驚的是，許許多多學員來上亞歷山大課程時，已經做了好幾年增強身體柔韌性的運動，卻沒有讓人讚賞的成果。有些人認為是自己有問題：「我就是沒有柔韌性。」有些人標準很低：「我跟很多同齡的人比起來不算僵硬了。」我告訴學員不必如此自我設限。我觀察到，只要有改善的念頭，同樣的動作專心去做，同時符合亞歷山大技巧的原理，就能穩定增加每個關節的活動度（或者至少能改善這個運動用到的關節）。我常常每隔幾堂課就要求學員把平日做的運動做給我看，我會要求好一段日子，直到他們有足夠的進步，能鬆開關節做出完整的動作。

進步，有賴於遵守幾個簡單的原則。首先，學員一定要關照全身，再三確認，除了動作部位之外，其他部位的緊繃不會對動作造成限制。例如抬腿時，頭沒有往下、往後緊縮。第二，學員開始動作時，整個身體一定要放鬆。我一再看到學員下到地板時全身緊縮，嚴重妨礙地板運動的表現。我會請學員立即再起身，用自由、延長的身體重新進入運動位置，就可以比較輕鬆、柔軟地做地板運動。第三，動作一定要有「首要控制」的支持。脊椎動作一定要由頭帶領，使脊椎延長，容許脊椎的動作自然而然依序呈現，手和腿的動作一定要有自然的反射支持。老老實實遵守這些原則，保證柔韌度實實在在增加。

這些年有些學員表示很想做增進身體柔韌度的運動，但是認為自己沒辦法投入那麼多的時間。有天我跟一位有這樣想法的學員說：「呃，你只要每天把身上的關節徹底活動一下就可以了。」一個星期之後，他說：「我照你的建議去做了，效果真是驚人。」我問：「什麼建議？」他說：「就是每天把關節徹底活動一下。」他展示練習一個星期就得到的柔韌度。鐵證就在眼前，效果真神奇，每天只要五分鐘，而且不一定要一次做完五分鐘，分段加總起來就可以了。我們開始有系統地玩起來，這位學員就從頭跟脊椎連接的關節開始——頭部扭轉、後傾、前傾，接著活動下顎，做亞歷山大經典的ah-h-h低聲練習（請教老師），然後是肋骨，利用良好的呼吸來活動肋骨跟脊椎骨連接的關節。之後學員活動手臂結構的四個關節及手部關節。再來是脊椎——前彎、後彎、側彎、螺旋、扭轉。最後是髖關節、膝關節、踝關節及足部關節。就這樣。每天正確地做這套關節運動，增加柔韌度的速度比做什麼運動都快。我也一直想不透為什麼會這樣，現在想到兩個原因：一是，動作時心專注在動作上，這種專注心使得身體學會每一個動作；二是，其中有些動作是一般人很少做的，例如帶動肩胛骨的上臂關節旋轉，以及髖關節的旋轉。身體在做這些動作時似乎很愉快，而這些容易做到的動作做完後也似乎鬆開了關節。用一個明顯的類比來說明：有人認為，人的發聲音域很廣，但如果每天就只使用某些聲音，就會嚴重限制聲音的表現。再用一個故事來解謎：我有些學員身體一側的旋轉能力很好，另一側幾乎不能轉動！為什麼會這樣？因為他們每天離開家門口的車道時，都要轉頭往後看一、兩回。

暖身

有位籃球教練在課堂上問我暖身這檔事，我直截了當說出了驚人之語：事實上許多人做了暖身運動之後，身體的靈活度反而不如暖身前。我訝異自己怎麼說話這麼直率，但她爆笑著說，她日復一日觀察隊員，不禁懷疑究竟為什麼教練堅持要暖身。她觀察到，年輕的女球員一來到球場就開始隨意打球，身體活動得很好，漸漸進入狀況，畢竟來到了自己一整天都想要待的地方，心情也放鬆下來了。然後她把隊員集合起來做暖身運動。據她說，暖身之後，大概要花十五到三十分鐘，隊員的身體才能回到暖身前玩球時的品質。隨後我告訴教練，如何教隊員徹底活動關節，剛開始的幾分鐘，隨她們高興做這些動作，就像先前那樣隨意玩著。教練告訴我，開始認真練球時，隊員的身體變得靈敏有彈性。她很高興，她的結論是，活動前先緩和地演練那個活動，就是最好的暖身準備，這個方法對大多數的活動都適用。

伸展

許多人做伸展的方式只會讓自己僵硬而無美感，很可惜。如果你做成了這樣，請應用這本書上或老師講的原理重新思考動作。捨棄折磨人的伸展方式，改成人類天生就渴望的舒服練習方式吧。你會享受伸展，而且會得到想要的結果——柔韌和彈性。

太極和瑜伽

許多亞歷山大的老師和學員也是太極或瑜伽的老師或學員。美國費城亞歷山大基金會的布魯斯・佛特曼（Bruce Fertman）和瑪莎・哈森（Martha Harson）就是太極行家。我們其餘的亞歷山大老師樂意、也有能力直接把亞歷山大的原理應用到太極或瑜珈來幫助學員，就像運用在其他動作，例如搬椅子或拉大提琴，不過，不是著眼於練氣或培養脊椎能量。我相信如此應用是有確實根據的，因為我見過的頂尖太極行家，就跟優秀的芭蕾舞者、排球選手一樣，都非常依靠「首要控制」。如果你想統合這些想法，必須去跟專家討教。

有些學員很迷惑，覺得自己的太極訓練跟亞歷山大練習有所矛盾。他們問：「怎麼會相通呢？亞歷山大技巧強調頭跟脊椎的關係，太極強調肚子。哪個對呢？」我說，我對「首要控制」知之甚詳，對氣一竅不通，不過我不覺得奇怪，人體應該不只有一種層面可以鍛鍊。同一個身體裡面有呼吸系統和循環系統，有不同的組織中心，我們不會搞混。只有在其中一個系統嚴重失調時，才會覺得這兩個系統彼此有衝突，但至少我們需要看心臟科醫師時，不會去找肺部專家。我確信，「首要控制」受損，會影響太極學員順利打出招式，所以我會幫助他們恢復動作的反射支持。

練瑜伽的人特別要清楚瞭解脊椎動作本質上的順序，否則動作是不及格的，以蛇式為例，脊椎後彎的動作要像蛇一樣。如果頭沒有帶領動作，那麼像蛇一樣的動作順序就不見了。反之，脊柱一大塊一大塊同時動作，隨著日復一日的練習，成團結塊的部位變得愈來愈凝固，結果得到相反的效果。雖然最後完成的姿式乍看之下覺得不錯，但仔細檢視，可以看出來學員通常是用下背部做出後彎動作。這樣的後彎不是由整條脊椎平均完成的，經常下背部是拉緊的。我要求學員回到蛇式該有的動作，確實由頭帶領，脊椎依照順序漸次升高。這需要自律和耐性，但最終動作得以名實相符，脊椎重新恢復依序而動的能力。規則是：不可蒙混順序。

舉重

舉重時若能用上亞歷山大技巧的原理，結果會得到結實有力的身體。但如果舉重時身體向下壓，就會得到束縛而僵硬的身體。雖然舉重增加了某些肌肉的力量，但全身束縛的狀態會導致它們難以發揮作用，所以你沒有得到什麼好處。差別在這裡：舉起啞鈴時，如果整個身體是輕鬆的，肌肉群才真的會等張收縮；舉起啞鈴時，如果整個身體緊縮成向下壓的狀態，肌肉就不可能真正等張收縮，結果事倍功半，你用較多的力氣舉起較少的重量。透過亞歷山大技巧，我們讓全身自由並獲得支持，身體各部位就能夠自由發揮功能。實際的重量增加了，但使用的力氣反而減少了。學員有時候會困惑，覺得自己只用了一半的力氣，卻舉起兩倍的重量，因而懷疑：「這樣對我有任何益處嗎？」她一定要明白，益處來自於舉重，不是來自於辛苦費力，初時她可能會覺得一整個不對勁。

舉重者要保持「首要控制」最困難的時刻，是在手臂放下來或兩腿蹲下來時，而不是撐起來的時刻。他們似乎覺得如果手臂下來身體也應該下來。事實上剛好相反，最輕鬆的手臂動作來自於軀幹微微延長時的支持作用。頭上的啞鈴往下放時，不論啞鈴在軀幹的前面或後面，頭都應該要輕輕往前傾，使得脊椎延長。這讓舉重的動作出乎意料地順利，而且去除舉重那種笨拙相。

競技運動

截至目前為止，前面說的每一種原理都可以應用在網球發球、高爾夫球揮桿、籃球投籃這些動作上。優先保持「首要動作」為首要，你就不會出錯。用頭帶領。保持整體專注力。想到關節，從髖關節彎曲而不是腰。動作時背部延長、放寬，重量轉給脊椎，背部就可以專司動作，發揮它的天職。透過頸部自由，保持頭輕鬆平衡在脊椎上，來保護脊椎依序而動的能力。適當的力量經由脊椎傳送到該去的地方，進入足弓，目標就達成了。保持靈敏的身體覺知，如果身體的流暢不見了，把它找回來。

競技運動員有個學習來源是其他運動者所沒有的，就是電視畫面裡的範例。你幾乎可以隨時在電視上觀察、分析世界頂級運動員的表現。觀看電視上的球賽轉播時，可以觀察運動員動作時是否由頭帶領、脊椎延長；觀察優秀的棒球選手投球或擊球時，如何在髖關節平衡軀幹。在客廳裡站好，模仿他們。模仿罰球沒進籃的球員頭微微往下、往後掉的樣子；模仿罰球進籃的球員頭往前、往上的輕快動作；模仿你看到的動覺靈敏模樣。

Chapter 14

睡覺和休息

許多學員一再問到睡覺和休息的問題。有人每天早上醒來身體僵硬，有人夜裡痛得醒來好幾次，有人找不到一個舒服的睡姿，有人一心尋求完美理想的床和枕，有人擔心自己的睡姿不正確。有人聽整脊師說不應該這樣睡、不應該那樣睡，就訓練自己避免這樣、避免那樣，但通常反而過度操心緊張。有人變得依賴各種輔具，例如膝下要墊抱枕，或者兩膝之間要加個海綿墊，或是使用頭形枕頭（我私底下把這種枕頭稱為冰河溝枕）。這些輔具通常很貴，又不方便，旅行時得額外多一個行李箱，而且廠商宣稱的舒緩效果都是暫時的，「效果大概一個星期」。

大多數我的學員對睡覺有了一些簡單的理解之後，晚上都可以睡得舒服，早上醒來精神也好。首先我們睡覺時是會動的，就像小孩子一樣。或許你還記得小孩子晚上睡覺是怎麼動的，或者你最近就有這樣的經驗。小孩子睡覺是滿床滾，有時四肢大開，有時蜷曲，有時手臂塞在身體下，有時插腰，有時稍微移位，有時猛然翻身。有時手臂在頭上面，有時在頭下面，有時壓在身體下面。腿也有各種可能的姿勢，趴著睡、仰著睡、右側睡、左側睡，什麼樣的睡姿都有。頭擺在任何可能的角度，總是鬆軟軟的，甚至沉沉睡著時也是這樣，總是輕鬆不費力呼吸著。

孩子跟著我們爬上床，目中無人地占據整張床，我們叫他小壞蛋。如果你家裡有個小壞蛋，我建議你跟他學學怎麼睡覺，重新找回自己的小壞蛋天性。鼓勵同床的人也這麼做，如果你有的話。小壞蛋跟小壞蛋自有相處之道，小壞蛋跟乖寶寶睡在一起就麻煩了。

有些人為了能舒服地起床，醒來後經常先在床邊坐十五分鐘，想辦法解除一夜的僵硬，然後花二十分鐘沖熱水澡，這才算完成起床的程序。後來他們發現，就算只恢復一部分小壞蛋的天性，隔天起床就沒有僵硬或不舒服的現象。可是多年固守兩種、三種，甚至一種睡姿的人，又怎麼回到小壞蛋的樣子呢。呃，你相信嗎，只要你專心、有意圖、容許它，小壞蛋就會回來。我建議每晚睡前花一點時間，運用目前為止你吸收到的亞歷山大原理，儘量讓自己舒服、輕鬆、伸展開來。特別注意放鬆頸部，然後溫柔地排練各種睡姿，自己發想睡姿，能想出多少種睡姿，就睡出多少種樣子，但請記得用頭帶領，讓脊椎依序跟隨。翻身時，脊椎的動作順序特別重要，因為它決定你翻身之後會變得自由還是回到原來的緊縮。不要避掉蜷曲的姿勢，那是人天生的姿勢，身體喜愛蜷曲，如果蜷曲時頸部和脊椎也都延長而自由，能使你的脊椎一輩子有彈性，這是你的夜間瑜伽。等你恢復了彈性及小壞蛋的天性，會發現愈來愈多過去因為緊繃而不舒服的睡姿，現在都變得舒服了。所以去找出不舒服的姿勢，溫和活動一下，過一會兒再試試看。

有些人在夜間活動，也把夜間活動的緊張帶進睡眠，所以身體一直沒有機會解除慣性緊縮，這時你需要在睡前花點時間儘可能讓身體放鬆。摩擦頸部，指尖沿著頭顱底部按揉，耐心鬆開肌肉；把手貼在頭顱下面，左右動動頭，用動作放鬆頭；之後再緩緩把頭放在床上或枕頭上，讓整個身體都是輕鬆的。扭動一下，舒服伸展一下，動動手臂和腿，輕柔地伸展一下。跟肌肉說說話，請它鬆開來，然後進入你最喜愛的睡姿，無論哪一種都可以。睡吧，身體會在睡眠中逐漸恢復它本有的輕鬆。

有人問我亞歷山大技巧對失眠有沒有幫助。我說不一定，有時候有，要看情況，完全要看失眠的意義及根本原因。有人發現，動作自由度增加，身體比較輕鬆，就會產生關鍵性的差異，就算他們原先躺下來時很清醒，還是能睡著。但是因常年慣性或生理問題造成的典型失眠，似乎沒有辦法因身體放鬆而緩解，所以有些亞歷山大老師仍然會失眠，就像有些亞歷山大老師早就沒有緊張型的頭痛，但仍然會有偏頭痛。這一類的失眠需要睡眠治療師，或是用複雜的診斷器材和治療程序做睡眠實驗來診斷、治療。這並不是說亞歷山大技巧對失眠的人沒有益處。有些學員說，亞歷山大技巧救了他們，因為他們學會讓身體深度休息，即使睡不著也能放鬆。所以他們放鬆而清醒地躺在床上，這跟緊張而清醒地躺在床上是不一樣的。關鍵差別就在這裡。

現在要來談談床和枕頭了。什麼是對的床？什麼是對的枕頭？學員一再緊急迫切地提出這些問題。一位工作坊的學員說，他已經在床這項寢具上花了八千美元，而且正打算再換一張。我給他什麼建議呢？我告訴他，可能天堂有某張床可以讓他舒服休息幾分鐘，但人間應該找不到。我說：「要改變的是你，不是床。花多少錢無關緊要，把注意力花到自己身上才重要。如果你願意用心學習工作坊老師所教的東西，最終躺在任何過得去的床上都會覺得舒服。」我不知道那位男士有沒有得到他想要的舒服，但其他許多人是有的。不要再費盡心思去找床了，把注意力轉回到自己身上，只要恢復輕鬆的身體及動作，就能舒服地睡覺，除非有某種特殊的結構問題或受傷。如果你有這類情形，應該跟你的老師想出調適的辦法，讓睡覺儘可能達到最舒服的狀態，至少比原來舒服一些。

到最後，大多數亞歷山大學員早上醒來時，枕頭常常掉在地上。不知不覺之中，枕頭不再是他們的希望寄託。在學習的前期，枕頭事實上有它的需要。還記得嗎，身體向下壓時，頭被拉到脊椎前面，同時往後傾。頭在這種狀態下如果沒有枕頭支撐，頸椎曲線的底部會有極大的壓迫，而且由於長期後傾，頭顱很上面的位置枕在枕頭上才會覺得舒服。正如智者對年輕冒險家的勸言：「年輕人，只要狀況許可，就帶著劍」。不妨用類似的心態來看待你的枕頭：「只要你需要或想要，就用它吧。」

要小心頸椎枕（cervical pillow）。患者在頸部受傷的治療過程中，頸椎枕能提供重要的支撐。不過它也是個會遭人誤用而增加不適感的配備。其中一種有害的錯誤使用是讓整個頸部緊繃——頸部下面放了墊枕，頭往下、往後，使得向下拉力更嚴重。如果使用頸椎枕，一定要鬆開頸部肌肉，沿著頸部曲線輕輕延長頸部。有些人倒是可以用頸椎枕作為有用的頸部構圖工具，但這些人絕對不會認為頸部應該被拉得直直的，他們懂得如何延著內在的曲線延長，這幫助他們最終掌握到竅門，沿著胸部曲線、腰部曲線延長身體。另一種錯誤使用是，頸部固定在墊枕上，導致身體沒辦法變換其他姿勢，這會遲緩治療的進程，而且增加身體僵硬度。頸椎枕用了一段時間的人，只要從別的睡姿換成仰睡，就想要用頸部墊枕。當然啦，這是他們需要嘛。

有些學員悄聲承認自己躺在床上看書，預期我會說：「絕對不要再這樣做了，如果你們躺在床上看書，手指會斷掉。」恰恰相反，如果他們在床上閱讀不舒服，我會教他們如何斜靠在床上，這樣身體有支撐，是伸展開來的，這樣閱讀時可以有幾種不同的變換姿勢。

休息

我確信如果沒有人管，我們會不停忙著，稍微休息一下又接著活動，就跟孩子和動物一樣停不下來。亞歷山大老師在一天工作當中，會利用幾次短時間的仰臥屈膝姿勢稍微休息一下，提神的效果很好。就跟巧克力蛋糕一樣，這個姿勢有不同的變化，都很棒。基本做法是仰臥屈膝，讓身體延長、放寬，釋放開來；如果你喜歡，可以用一本書墊在頭下面。我喜歡把直徑10公分長的橡膠球放在頭顱底的下面，頭就在球上滾來滾去。許多同事覺得有點奇怪，那是他們沒有嘗到箇中滋味，我的巧克力蛋糕裡可是加了威士忌和葡萄乾。仰臥屈膝時要做「意向引導」(directing)，這是英國亞歷山大老師的稱法，就是用意識引導來釋放頭部往下、往後的緊縮，接著整條脊椎、手臂結構和腿部隨之釋放，以及無數其他你想釋放的細微部位都能釋放開來。這樣做會有鬆開（letting go）的性質，但又不盡相同。鬆開的效果會停留在局部，而且可能會延伸其他問題。相形之下，釋放（rdeasing）則有一體的效果，身心組織可以釋放到很深的程度。

許多人在仰臥休息之中做ah-h-hs低聲訓練（whispered ah-h-h-s)，這是亞歷山大本人發明的技巧，簡單、輕鬆、有效地釋放呼吸、下顎、喉嚨。這個技巧在別處文獻有詳細的說明。總之，最好請教老師。

上面介紹的仰臥屈膝姿勢，又稱為建設性的休息姿勢（constructive rest pose），如果你沒有時間躺下來，可以在任何時間就當下的活動做休息。只要回到自身的動覺，釋放緊繃，恢復首要控制，放鬆呼吸，然後繼續手邊的事情。

提醒一下，不要濫用這些休息技巧去解除長期過度工作的疲勞。休息技巧的效用有其限度。活動和休息的小小輪替，不能替代該有的長時間休息。

Chapter 15

亞歷山大技巧與常見病痛

我常常幻想跟亞歷山大說話，其中一則幻想是他打電話給我，跟我說他是個演員，有反覆失聲的問題，有人跟他說我也許可以幫助他。他問：「你認為你幫得上忙嗎？」我說自己確實有這方面的經驗，希望能幫得上忙。我問他是不是看過醫師，他相當不高興地回答說他沒有病。我說既然這樣，我們可以碰個面，結果就碰面了。我經常想像他的教學情境；想像他的聰敏、熱切、鍥而不捨，愉快的樣子，強烈的性格；想像他晚年教學時朗讀摯愛的莎士比亞作品的樣子。

將來有一天，前來學習亞歷山大技巧的人，是為了樂趣而學習、為了預防而學習、為了達到顛峰表現而學習。當今求助於亞歷山大技巧的學員，多半是身體機能受損而未達生病程度的人（就像亞歷山大一樣）。他們因為錯誤使用身體而受病痛之苦，例如背痛、腕隧道症候群、緊張型頭痛、發聲問題、顳顎關節問題、纖維肌疼痛症（fibromyalgia，這是相當新的診斷，但症狀很常見，跟過去那種可以在肌肉摸到小結節的少見症狀不一樣，新的診斷顯示此症跟緊繃有關），以及胸廓出口症候群。當「首要控制」恢復了，身體構圖修正了，這些問題往往會消失。

一個人的病痛若是由使用身體的方式所引起，該怎麼辦？改變。亞歷山大就是這麼做的，而且最終使聲音完全恢復並穩定。他觀察自己的錯誤使用方式；分析自己的錯誤使用模式，因而明白自己必須改變什麼；他克制自己慣性的錯誤使用習慣；找出好的使用方式，跟它合作；然後慶祝成功。亞歷山大瞭解到，是整個身體的使用方式錯誤而影響到局部運作，也就是全身的「向下拉住」影響了他的聲音（如果他是祕書，可能會得腕隧道症；如果他吹笛子，可能會有顳顎關節問題；如果他製作彩繪玻璃，可能會有胸廓出口症候群等等）。當整體改善，局部就會改善。好好使用，局部就不容易受傷。

亞歷山大老師通常很能幫助受傷的人，不過這跟技巧本來的目的是兩回事，頸部揮鞭症候群（Whiplash）就是個好例子，亞歷山大技巧能幫助患者釋放撞擊產生的痙攣。肌肉產生痙攣來穩定受傷的關節，這是正常現象，但是頸部撞擊之後，肌肉痙攣往往持續太久，痙攣變成問題，亞歷山大技巧能溫和地解除痙攣。

Chapter 16

舞台恐懼與亞歷山大技巧

經常有人問，亞歷山大技巧能不能應用於演出焦慮（現今時髦用語）。我的答案是；如實體驗恐懼。人只有在不理解，或完全不願意去感覺恐懼時，才會被恐懼打倒而損及他的表現。表演者一有不想去感覺恐懼的念頭時，心理上就會分裂成兩個人——有感覺的人和壓抑感覺的人。是這種分裂狀態限制了他的能力，而非恐懼。更糟糕的是，演出者為了降低恐懼，會降低身體的覺知；想要避開強烈的恐懼感覺，就變得麻木。是麻木限制了能力，而不是恐懼；是試圖不去感覺毀了表現，而不是感覺本身。

許多頂尖表演者在自傳裡以鮮活的細節描述登台之前的恐懼經驗。表演者站在那兒，感覺到自己的恐懼，走上表演台時，真實體驗到恐懼，但意識清楚，恐懼逐漸轉換成表演的能量。

法蘭克・瓊斯曾說，你可以選擇用「自由與延長」來回應眼前的任何刺激。我看到麥可・喬登比賽平分時最後五秒，在一千七百萬觀眾前就是這樣表現的，這也是演員或歌手回應恐懼的方式——就是迎上前去回應它。

當人真正理解並領悟到「自由與延長」是面對恐懼的可能反應時（在野生動物身上很容易看到這種反應），事後才會明白，「向下拉住」是恐懼的反應，而不是恐懼的表現。恐懼的表現是顫抖、警戒、發出恐懼的聲音、準備逃跑或迎戰等等。「向下拉住」不是恐懼的表現，而是抗拒恐懼。這種「向下拉住」的狀態會使感受變遲鈍，包括情緒的感受。令人意外的是，相當多的學員在學習亞歷山大技巧之前就知道這個事實。同樣驚人的是，相當多的學員經常有意識地使用這個招數，例如「我把身體縮成一團就感覺不到了」，或者「害怕時我就把自己緊繃起來，就不那麼害怕了」。我建議學員保留這些行為，或許在某些情況中可以拿出來保命，但不能用來面對演出焦慮。表演者一定要完全感受演出焦慮，並且用建設性的方式回應它，否則會演得不好。

另外有一個相關的現象。有時演出者要處理的根本不是害怕，而是心裡的自說自話，心裡沒完沒了的自我貶低聲音。這些也可以如實具體經驗它，並且視為追求自由的激勵話語。不過，這種狀況比較嚴重，因為心裡的聲音很難像恐懼一樣可以輕易轉換成表演的能量。自我貶低的傾向有個人的歷史因素，恐懼則是當下的感覺。要減低自我貶抑，或許需要透過心理治療來化解往事對現在生活造成的壓力。

Chapter 17

關於受虐或受暴

如果你曾經是受虐兒，或其他形式暴力的受害者，你會發現亞歷山大技巧是關鍵的復原助力。倖存者一定要贏回自己與生俱來的權利——情緒、記憶、自我認知、自愛和真實的具體經驗（embodiment）。在這場勝利之戰中，身體是奮戰的目標，同時也是方法，而亞歷山大技巧就是方法中的方法。

與受害者工作的老師們都對療癒的過程保持深深的敬意，因為每個人經歷的療癒過程都是獨特的，端視每位療癒者傷痛的本質、程度及內在質地。亞歷山大技巧對療癒過程的首要貢獻是：增加覺察。覺察在療癒過程中至關重要，因為暴力受害者為了維持身心如常運作，會麻痺自己，無一例外。由於亞歷山大技巧是要自己去學習、去領悟，不是別人幫你做什麼，因此你可以自己設定提升覺知的時程。如果你害怕被壓抑在身體裡的情緒吞沒，可以開發動覺，如此一來，當根植在感官裡的情緒浮現時，就可以從中找到安全的方式表達出來。

亞歷山大技巧提供建設性的意識控制，倖存者通常看重這個方法甚於其他人，因為過去他們沒有選擇的能力，現在這個方法讓他們可以選擇。在建設性的意識控制裡，有種稱為「克制」(inhibition)的心理機制，對受創傷的人特別有幫助。那些受傷害（通常在幼時）的人容易有上癮症，或有自虐、自我毀滅傾向，或害怕自己發出的憤怒可能傷害他人，這些人很感激有人教他們如何暫停，並且重新思考。身體覺知的提升能導向自我覺察的提升，過程中自然而然使得人的時間感改變，讓人有暫停的機會。暫停的時候，我們可以重新思考，對本來打算要做的事說不，或者我們可以等待。人們會瞭解到，等待裡面蘊含生機，某種積極正向的力量從龐大的創造潛能中自然浮現，永遠在傷痛下面等待重新浮現，如同春天的鬱金香。療癒中的人學會善用克制，那並不是什麼都不做，而是懂得對自我毀滅的慣性說不，等待被慣性阻礙的建設性反應升起。

亞歷山大技巧讓你有機會對自己和自己的身體重新建立信心。在探索身體美妙的結構時，你開始明白身體是用來感覺的，不是要麻痺它的，身體不是可悲的，而是好的。同時，當你容許身體表達絕望、害怕或憤怒，就會尊重身體的表達力量以及解放自己的能力。這種信任會帶起自我照顧，那正是倖存者一定要學習面對的挑戰。他們傾向延續過去別人所給的照顧，而不是自己所需要的照顧。信任身體和珍視感受自然會讓人懂得自我照顧，就能打破忽視、剝奪及傷心的循環。

Chapter 18

亞歷山大技巧與其他身心技法的關係

過去幾十年出現了一種新的研究領域，稱為身心學（Somatics）。這個領域的發展進程和許多領域相反，身心學不像醫學或化學，從一個共同的知識核心逐漸分支成各種專門的單一科目，它初期是由個人的獨特探究開始，逐漸整合為一群有共同原則的工作者，並開始對其他派別產生好奇，而使得研究領域逐漸廣泛。這個領域的人多半都在尋找身心訓練的整合之道。

拿拼圖來做比喻。各地不相關的研究者發現了不同的身體拼圖碎片，將它們逐漸拼湊在一起。亞歷山大發現了身體拼圖的一角，這一角非常重要，可使其它的拼圖找到相關的位置。

身心學的另外一個模式是教育路線。在《身心學：身心整合的新興研究》（*Somatics:Perspectives on the Emerging Field of Psychophysical Integration*）這本很棒的書裡，作者溫蒂・莫瑞斯（Wendy Morris）畫了一條連續線，線的一端是身心治療，另一端是身心教育。亞歷山大技巧是身心教育這一端的樑柱，是身體結構與功能的教育者。

以身體為導向的心理治療師在這條連續線的治療端，舞蹈治療師、能量治療師、身體覺察教育者介於其間。莫瑞斯透過她的模式強調，亞歷山大技巧是教育，而許多亞歷山大老師更喜歡「再教育」這個概念。（要購買莫瑞斯的書，請聯絡2416 34th Avenue South, #2, Minneapolis MN 55406。）

我確信大多數亞歷山大老師也都認為，亞歷山大技巧是身心學眾多派別當中耀眼的一支，不過有些人不這麼認為。有些人想要聲稱，亞歷山大技巧獨一無二、自成一家，只有在跟其他派別相對照之下，才能正確理解它。持此論點的老師承認，雖然許多技巧最終都能讓動作更自由、更輕鬆，並恢復身體的覺知，但亞歷山大老師著重的不是結果，而是方法。他們認為其他技巧都沒有著重於「建設性的意識控制」，而亞歷山大就是用這個認知過程恢復自由的。

「建設性的意識控制」可以開發大腦巨大的潛能，提升自我意識與選擇能力。有些優秀的神經科學家認為，（正向的）自我意識和選擇能力，有賴於人類大腦的容量及結構。正是這兩個條件，大腦才有可能處理自身的運作（腦容量較小及腦結構不同的動物就沒有這種能力），最終產生意識。透過亞歷山大技巧，我們就能有意識地使用大腦來：

自我觀察我們如何慣性使用這個有機體；

有意識地克制慣性使用；

有意識地觀察逐漸浮現的更整合的使用；

有意識地跟更整合的使用合作；

有意識地觀察更整合的使用。

所有這些都是靠大腦透過選擇，有意識地將概念的運作與運動的功能連結。有些人會以為，這些意識會造成自我分裂，但其實它有極強的整合效果，就如許多人所經驗的，它修復了思考和存在、心和身，意識和功能的分裂。就目前我們持續討論的觀點來看，技巧的最大利益就是整合身心，輕鬆、自由則是副產品。

歷史會解決這個爭論。我的看法是，亞歷山大技巧最終不該融入身心學，而是進入教育之中。就像過去有人發現（發明）了字母和數字，到現在成了生活中普遍使用的符號；亞歷山大技巧也應該像字母和數字那樣，整合進入日常使用當中。但願哪一天「首要控制」和「建設性的意識控制」也能如此這般。

Chapter 19

如何選擇亞歷山大老師

在我看來，亞歷山大老師稱職不稱職的比例跟其他專業人士一樣。當然，大家都想找優秀的老師，通常是自己信任的人大力推薦。如果沒有人推薦，那就自己去找一位老師上一堂課，仔細觀察上課後的身心狀況。如果上完課，覺得比較輕快、輕鬆、靈活、動覺更靈敏，呼吸更輕鬆，比較能覺察四周的環境，明顯感覺自己的身體對刺激比較能選擇回應的方式，那麼你找到了一位好老師，可以放心考慮去上課。

你可以根據老師的動作來判斷他是不是輕鬆、靈敏、平衡。事實上，大多數的亞歷山大老師當初都是為了解決自身問題來學習這個技巧的。在學習的過程中，許多人對身體深感興趣，對建設性意識控制的功能與身體的關係深感興趣，而決定成為老師。這些人會成為好老師，是因為他們解放自己的經驗對學員有幫助。這樣的老師因為有親身的經驗，能真正瞭解學員的困難，知道怎麼協助學員，所以學員的學習效果會更好。已故的茱蒂・萊柏維茨（Judy Leibowitz）就是眾所周知的例子。茱蒂是位小兒麻痺殘障者，學習亞歷山大技巧之後，身體動作有驚人的進步，後來成為一位有影響力、有同理心的老師。不妨問問你的亞歷山大老師，或許她也有一段勇敢的生命故事。記住，老師要教導的是身體解放的過程，以及恢復「首要控制」和「建設性的意識控制」。在學習的過程中，有人從A到B，有人從M到N，有人從Y到Z，而當下每一刻是否清楚，要比自由了多少來得更重要。你要問自己一個重要的問題：這位老師教的是過程嗎？我能在這個過程中釋放自己嗎？

這兒一定要說說老師教學時所用的方法。亞歷山大的教學裡有一套有名的傳統動作程序，包括椅子引導法（chairwork）、半仰臥引導法（tablework）、猴子姿勢（monkey）、弓箭姿勢（lunge）、手扶椅背姿勢（hands on the back of chair），還有ah-h-h低聲訓練。有的老師所有的程序都使用，有的老師使用幾種，有的老師一種也沒使用。老師的好壞不在於有沒有使用這些傳統動作程序。有使用這些程序的優秀老師，也有不使用這些程序的優秀老師。老師可以在傳統的動作程序裡創造出不勝枚舉的變化。比起不同的亞歷山大技巧學校結業的老師，同一所學校訓練出來的老師教學方式比較接近，但事實上我從來沒有遇過教學完全相同的兩位老師。各有各的風格。

椅子引導法和半仰臥引導法的不同特點在於支撐學員的實物。半仰臥引導法是學員躺在床上，這個床跟按摩床不太一樣，依老師的需要有時鋪墊子，有時沒有；通常（但也不是一定）學員的頭下面墊一本或幾本書。老師從學員的頭開始調動，使他的頸部自由，把頭跟脊椎的關係調到比較恰當的位置。通常（但不一定）老師不會直接去調動學員的四肢和下背部，只要改變了頭和脊椎的關係，一定會啟動程序，讓脊椎自由、延長，整個背部放寬、延長，四肢釋放開來。然後老師會繼續進行，讓學員有更完整的經驗。學員通常維持仰臥的姿勢，但現在很多老師也使用俯臥的姿勢，以及介於仰臥和俯臥之間的一些姿勢。老師會有不同的引導，有些老師在啟動學員身體新的經驗時，要學員單單保持克制慣性反應就好；有些老師希望學員反覆做亞歷山大技巧裡讓頸部自由的動作，所以學員的頭會往前、往上移動，使得背部得以延長、放寬；有些老師在調動學員四肢時，要學員把四肢的重量交給他；還有些老師要學員自己動，但是要辨別他手的引導，根據引導來動。

有些老師在進行傳統動作程序時不太說話，有些說很多。用語言引導動覺體驗對學員非常有幫助，但教學的好方法也不是只有這一種。有些亞歷山大老師不是特別會說話，他們是用雙手引導學員體驗那個過程，即便沒有口語言說，他們信任身體有智慧來回應雙手所給予的訊息。如果你覺得愈來愈自由、清醒，愈來愈能夠選擇輕鬆不費力的動作，表示這位老師教得很好。跟老師聊聊他的教學風格，為什麼選擇用這種教法，可能很有意思，也可能對你有幫助。

椅子引導法的變化很多。有時老師會站在學員的後面，引導學員頭部放鬆動作，以及延長脊椎。通常老師會坐在學員旁邊，以便調動學員的手臂，或是在學員的前面，幫助學員的腿、膝、踝跟身體的延長協調一致。有時學員練習活躍的坐下、起身動作，以及接受活躍的向上引導指示，因而有很強烈不自主的感覺，有人喜歡，有人討厭，有人認為是更精細動覺的輔助而重視它。如果你的老師是這樣的方式，你可以自己決定要不要做。重申一次，教學風格不是問題。只要做得好，所有的教法都能提升自由。唯一的問題是，你變得更自由了嗎？

猴子姿勢、弓箭姿勢和手扶椅背姿勢都是具力學優勢的姿勢，可以運用它們去學習生活中所有類似的動作。猴子姿勢範圍很廣，從完全直立到深蹲，任何姿勢角度都有。最接近直立的猴子姿勢，可稱為微蹲猴（shallow monkey），最接近蹲姿的猴子姿勢，可稱為深蹲猴（deep monkey）。軀幹在髖關節的位置前彎，前彎的角度總是跟膝關節彎曲的角度成正比。身體在足弓上維持平衡，膝往前微微超過腳尖。你可能有印象，幼兒絕大多數時間都處在不同深度的猴子姿勢，以及用蹲的方式接近地板做他們想做的事。對學員來說，再也沒有比重新獲得蹲的能力更有幫助了。蹲，解放了所有的限制，本書最前面就有亞歷山大微蹲的相片。很多亞歷山大老師鼓勵學員以猴子姿勢作為許多活動的基礎，也就是先進入猴子姿勢，然後直立，尋找平衡。這麼一來，學員的直立就具備了蹲的優勢——靈活的腿，以及靈活的背部。

弓箭姿勢是側身的猴子姿勢，重量放在一腿，這本來就是人移動的方式，直到後來被教得不會這麼做了。紮實的弓箭姿勢就是網球員從等待接發球的猴子姿勢跨出來的弓步，也是武術家利用腿的力量及軀幹彈性的優勢使身體往前，或是在那個姿勢下轉身的動作。

手扶椅背姿勢的做法正如同其名。我見過許多手扶椅背的變化式，有些是坐著做，有些是用猴子姿勢來做。有些老師主張手腕及手指在一個位置，有些老師不一樣。不管怎麼變化，這個姿勢提供無止盡的機會來延伸手臂，讓整個上背部自由，不費力地伸展手指、放寬手背，學習沒有緊繃的真正接觸，學習前臂旋轉，感覺從小指指尖的背面經過手臂到達肩胛骨底端的連續性，以及其他許許多多的動覺體驗。

Ah-h-h低聲訓練是鬆開喉嚨、下顎、舌頭的活動，以及協調「首要控制」和呼吸。它很神奇，有多少亞歷山大老師就有多少種的ah-h-h低聲訓練變化，種類繁多，猶如紐約州的蘋果品種。所有的做法都有效，因為老師會針對學員想出真正有幫助的教法，也有老師乾脆就放棄，因為要教好它需要極大的耐心。如果你的老師有教，對你會有幫助。

許多老師經常教弓箭姿勢和猴子姿勢，但一點兒也看不出來。如果老師教你用具力學優勢的姿勢去撿小寶貝丟在地上的玩具，也就是用彎曲膝關節、踝關節、髖關節，以及啟動「首要控制」的方式來屈身、起身，其實這時老師就是在教你猴子姿勢，因為基本原理通通在裡面了。如果老師用亞歷山大技巧的原理指點你的太極打法，你也會用到許多弓箭姿勢和猴子姿勢。老師教學時若運用「達特動作程序」，其中就涵蓋了猴子姿勢及弓箭姿勢的所有優點；其實在某種程度上，幾乎所有的達特動作都涵蓋了猴子姿勢。

類似的例子還有，老師教你如何拿琴弓時，可能就把手扶椅背當中所有跟手和手臂有關的原理通通教給你了。進行ah-h-h低聲訓練時，許多老師會用其他聲樂素材提升學員的自由度，例如唱生日快樂歌。你明白了嗎？形式不是重點，重要的是內在的經驗感受。形式不重要，重要的是自由。

在我看來，老師最大的差別在於，樂不樂意針對你個人生活中的重要活動來教學。有些老師喜歡學音樂的學員帶樂器來上課，直接把亞歷山大的原理應用到樂器演奏上；有些老師堅持要學員把椅子引導法或猴子姿勢拿回去自己加以運用。這兩種方式都能讓音樂家體驗到自由的身體。我自己是極力主張做中學。如果你騎單車時頸部不能自由，那麼我會請你直接把單車帶到教室，或者我們到街上請你騎給我看，然後告訴你需要修正什麼。我跟學員到水療會館、到陶藝教室直接應用技巧，這種教學方式帶給我樂趣，學員也進步快速。但這不是唯一的方式。許多學員把學到的ah-h-h低聲訓練轉化成自己唱歌的要素，而且很有成效，所以並沒有標準可言，唯一的標準就是自由。

如果你是表演藝術者，正在尋求亞歷山大技巧的協助，可能希望找一位本身有表演經驗的老師。亞歷山大老師當中有活躍的優秀藝術家，藉著觀賞他們的演出，或在課堂上請老師示範，你會學到很多。此外，有些老師雖然本身不做表演，但在教導表演者方面很有經驗。我有一張名單，裡面的老師都擅長教導音樂家。如果你有需要，請寄回郵信封來，我把名單寄給你。名單上的老師都是自我推薦，有他們自己寫的介紹。

你會想知道你的老師除了亞歷山大技巧之外，是否有其他的身體技法資訊，又是如何使用的。有些亞歷山大老師也是物理治療師，專業訓練使他們教導受傷的學員格外有優勢，對於該用什麼輔具、該做什麼動作可以加速療癒很有把握，能加快療癒的速度。也有亞歷山大老師是費登奎斯的工作者，有些則受過拉邦訓練（編按：由魯道夫．拉邦〔Rudolf Laban〕所創），這些都能豐富老師的教學。好老師在教學時都馬上能指出不同的派別，並且知道這個技巧跟亞歷山大的關連。

一般人會關心老師的資格認證。報章雜誌都說，只能跟有認證的老師學習。事實上，有資格認證的好老師很多，沒有資格認證的好老師也很多，因為在亞歷山大技巧的圈子裡，資格認證和政治一樣，常常讓人覺得奇怪。

有個比資格認證還要好的標準，就是訓練。你當然希望跟訓練有素的老師學習。要成為稱職的亞歷山大老師，培訓過程漫長而辛苦，除非你有非常特殊、非常罕見的天賦。傳說亞歷山大在很短的時間內訓練他的弟弟亞伯特成為很好的老師。不過，他的弟弟必然長期思維、觀察亞歷山大所學習的東西，他的思維肯定是深刻的，觀察肯定是敏銳的。傳奇人物有他的能耐，不應該用來作為訓練不足的合理解釋。

幾乎每個有亞歷山大老師的國家，都有官方認可及非認可的培訓系統。取得認可的通常都是在那個國家有崇高地位的專業機構，或者因為根本沒有競爭對手而一枝獨秀。這些機構自然會關心品質，持續想要確保教學品質，其培訓指南都是健全而應該受尊崇的。然而，某些長時間、高品質、但是沒有官方認可的機構，也持續培育出稱職的老師，所以真相永遠不是那麼一目瞭然。讓事情更複雜的是，有些老師認為亞歷山大老師應該像現在的按摩師那樣有執照，有些則認為發執照會對這門專業造成最大的傷害。不贊成的人認為，發執照是品質持續下降的保證。資格認證和執照這些事，不管好或壞，將來會解決。

那現在怎麼辦呢？跟著原則走。亞歷山大技巧的目標是身心整合，凡是稱職的老師都會幫助你走這條路。

美國有兩個亞歷山大老師的專門機構：北美亞歷山大技巧教師協會（North American Society for the Teachers，編按：目前更名為美國亞歷山大技巧協會〔The American Society for the Alexander Technique〕），以及國際亞歷山大技巧協會（Alexander Technique International）。北美亞歷山大技巧教師協會的成員，包括該機構培訓的老師，該機構認可的培訓單位所培訓出來的老師，以及同行審核通過的老師。國際亞歷山大技巧協會的成員，大部分（但並非全部）非隸屬於北美亞歷山大技巧教師協會培訓單位所培訓的老師，用「非隸屬」一詞，比用「非認可」要準確些，因為國際亞歷山大技巧協會的培訓單位，是自我認可及同行認可。到目前為止，我看這兩個系統的品質不相上下。如果你的老師屬於這兩個系統，有可能品質不錯。當然，也有優秀的老師不屬於這兩個系統。

若需要美國地區教師的名單，請寫信或打電話：

AmSAT
11 West Monument Avenue, Suite 510
Dayton, OH 45402-1233
tel. 800-473-0620
http://www.amsatonline.org

A.T.I.
PO Box 3948,
Parker, Co 80134
phone tl (303)482-2092
http://www.ATI-net.com

這兩個網站都是探索亞力山大相關素材的好地方。網站裡都有亞歷山大老師的名單、參考書目、文章，以及相關連結網站。

附錄一

身體構圖的起源與理論

本章為威廉・康樂伯於1991年8月，在瑞士恩格堡舉行的第三屆國際亞歷山大會議論文的修訂版。原始論文於1992年由澳洲的方向出版社（Direction）出版。

前言

身體構圖這個概念並不是理解亞歷山大技巧的核心元素，也不能取代亞歷山大技巧的「首要控制」、「克制」、「指示」等主要原理，但可以作為重要的教學工具，況且身體構圖也不完全是我們的原創。亞歷山大的著作裡就清楚暗示了這樣的概念，我們主要的老師馬佳麗・巴斯道（Marjorie Barstow）和法蘭克・瓊斯教導我們時，也偶而用到這個概念。大衛・古曼（David Guman）在書裡有建議這個方法，許多同事在教學時也都用到。本文期盼呈現的是，有系統地探索身體構圖以及建立理論架構。

在試著瞭解一般人學習亞歷山大技巧的困難時，有個觀察很有用，就是去觀察人們用同樣的詞彙指稱身體部位，但心裡想的卻不是同一個東西。真是這樣的，我們用來執行意圖的身體部位，並不是每個人都一致的，這在任何一群人之中都很容易得到驗證。如果你對一群人說：「請指出自己的肩膀或髖關節。」即使是對人體相當熟悉的人（例如亞歷山大老師），對這種問題的答案常常差別很大。值得注意的是，一般說來所有答案都會是對的。也就是說，人們有時同意這個詞就是這個意思。

亞歷山大經常提到「有缺陷的感覺體會」（imperfect sensory appreciation）。這句話是什麼意思？亞歷山大有時堅持他是指所有的感官覺受，但他討論的要點是動覺。亞歷山大提到，曲解的來源可能有兩個。第一，動覺感受器（kinesthetic receptor）承受過度的壓力或緊繃，導致曲解的訊息傳送到大腦；或者可能由於感受的調節現象，感受器傳送的訊息被過濾掉。換句話說，有缺陷或「不忠實」的動覺訊息被傳送到大腦，然後被解讀。

第二種可能是，傳送到大腦的訊息事實上是準確的，但在實際體驗時卻被錯誤詮釋。依亞歷山大的陳述，這就要把重點放在體會（appreciation）這個詞上。第二種可能是本章的主題。

身體地圖

在我們的腦子裡，似乎都有自己的身體地圖，以及地圖的運作方式。身體的地圖包括大小、形狀、機能。這些地圖就是我們用來詮釋自己的動覺和臟器感受的依據；至少在某種程度上，我們也用這些地圖來引導動作。這不同於眾所周知的神經對應，即大腦不同的部位對應身體不同的部位。神經對應純粹是生理層面，本文討論的身體地圖是某種建構在意識層面的東西。

創造出這些地圖的功能可能多少是天生固有的，但內容則否。必然是如此，道理很簡單。人在一生中，身體的大小、形狀是如此快速而不間斷地改變著，如果地圖不能跟著改變，那麼他的地圖幾乎總是錯誤的。

地圖一定要能夠改變，所以一定是學習來的。身體地圖是經由動作、碰觸、被碰觸，以及其他種種經驗而產生的。地圖是我們詮釋自身經驗的記憶。但由於這些詮釋可能不準確，因此以此為根據的地圖可能也不準確。

事實上從這方面看來，不準確似乎總是避免不了的。嬰兒並沒有人體結構及功能這些複雜的知識來辨識他的身體地圖。在成長過程中，誤解或錯誤的口語、圖片資訊、模仿別人的特徵、在情緒上批評或排斥某些身體部位，可能都扮演了曲解的角色。不實在的想法和簡單的猜測，是地圖細節的重要來源。細節可能弄錯，也無法保證地圖會一致。地圖是從過往長時間許多經驗形成的，也是根據對於整個身體（事實上是對於整個自我）不完整的覺察而形成的，所以身體地圖在不同層面就算沒有極大的矛盾，至少會有些微的不一致，這是相當平常的事。

在地圖形成之初時，詮釋通常是不知不覺進行著，這也似乎是不爭的事實。這些詮釋往往在我們小小年紀時就發生了，早在發展出複雜的成人意識之前。因此我們對於在這種基礎上形成的地圖，常常是沒有意識的（至少部分），但成年之後想要檢核出來，困難也不是那麼大。困難一旦克服了，有可能輕輕鬆鬆就改變地圖，得到意想不到的強大效果。

例子

下面這個故事是個好例子，介紹大家如何使用「身體構圖」這個概念，並說明後面一連串的影響（事實上，就是這個事件引導我發展這個概念）。幾年前，同事要我去觀察一位拉小提琴的學員。這位學員拉小提琴時，執琴弓那隻手的手肘彎曲有困難。學員和老師都想不出解決問題的有效辦法。我看著她拉琴，心裡自問：「基於什麼樣的想法，她的手臂會用這種方式拉琴？」在我看來，答案可能是，她所認為的手肘關節位置比實際的高5公分。我認為原因可能是，那個位置是她小時候開始學琴時肩膀到手肘的距離，但這個印象可能沒有隨著成長而改變。我提出這個看法，並且讓她看肘關節真正動的位置，她說：「喔，我可以彎了！」立刻手肘自由地移動著拉起小提琴（我對這個詮釋不再那麼肯定了。現在我相信情況更可能是，學員從三頭肌的肌腱來詮釋動覺感受，以為那個動覺感受完全是從肘關節發出來的。不論這兩種詮釋的結果都一樣，對她都會造成同樣的錯誤，也同樣會促成我日後的想法)。

這個故事有幾個重要意義。首先，是學員心裡的地圖如何影響她的行為。她認為的肘關節位置實際上是結實的骨頭，她想從那兒彎曲手臂，那兒是不會有動作發生的。其次，她把真正肘關節的位置當成是前臂中間，當然就會去阻止那兒有任何動作——如果你在一根骨頭的中間做彎曲動作，它不就斷了！然而等到她明白了自己不自覺的想法，並修改過來時，就能用非常不一樣的方式去動了。這揭示了背後重要的原理，看來放諸四海也皆準：如果我們的身體構圖和身體的實際樣子有所矛盾，就會以為地圖是真實的，並且會依據地圖來行事。我想這是因為地圖是連接意識覺知和身體機能的介面——這正是我們知道自己的方式。雖然深入觀察意識可以解決這個問題，但大多數時候我們就只是接受它。然而，構圖的功能就是這麼強大，單單改變地圖，就可以有瞬間改變經驗和行為的效果。

還有一個現象頗為有趣。這位學員在拉小提琴時明顯無法彎曲手肘，但日常生活中卻可以隨時彎曲手肘拿東西吃、梳頭、開車等等。這明顯指出內在的身體地圖不需要始終一致，這點和任何其他我們對外在世界的內在描述沒有差別。事實上就其本質而言，任何對於外在世界的內在描述都和實境不一樣，因此必然有誤差。多半時候這種誤差無關緊要，甚至有好處；有時則會造成問題。

構圖錯誤的類型

常見的構圖錯誤有幾種。一般人身體構圖出錯的類型有：大小、結構和功能；忽略某些部位；容易模糊不清、沒有印象。說明這些錯誤的類別，便得以直接討論一些有意思的例子，而不需要完整描述地圖的細節。

大小，是地圖不準確當中最廣泛的一種。青少年發育大爆發，導致特別普遍的構圖錯誤。身體的大小、形狀、比例，在這個時期快速變化，正是身體地圖需要大修大改的時候，可是典型的美國學生卻長時間靜靜坐在學校。身體地圖都是不知不覺透過動作和接觸而修改，然而這兩件事卻最不可能發生在國中時期。如果這方面的經驗不足，這個年記的孩子容易對自己的身體感覺尷尬或不自在，以及對自己的性徵變化不知所措，不僅影響他們的內在感受，同時影響他們的社群經驗。難怪孩子常常會回應我們說：「身體？什麼身體？我不想知道！」因而在關鍵的發展階段阻礙了自動更新構圖的過程。

我們可以在笨拙的少男、少女身上觀察到這種狀況，他們企圖根據小孩尺寸的地圖來運作成人的身體。有時他們強把身體縮小到自我概念裡的尺寸（我們經常調整領域以配合地圖），在比較矮小的同學前面彎腰駝背，讓自己跟同學一般高；或者拉下肩膀，整個人看起來是細細的身子加上長長的脖子；髖關節動作的樣子，彷彿髖關節和頭還是從前的距離；兩隻手臂不知道怎麼擺放才恰當；各種奇奇怪怪的扭曲，都是費心想增加或減小整個身體的尺寸，或是改變某些太大或太小部位的尺寸。等到地圖在不知不覺之中修訂了，許許多多的彆扭就慢慢不見了；不過，許多成人終其一生還是流露出早年青春期不自在的身體地圖。

有關尺寸錯誤的例子還有其他來源。我們發現許多人大大低估了脊椎的直徑。我請學員比出自己頸椎脊椎骨的大小，他們給的尺寸通常直徑不出2-4公分的範圍。幾乎沒有人的答案接近事實（體型矮小的成年人，頸椎的脊椎骨至少5公分），我告訴大家如何去感覺自己的寰椎（第一節頸椎）橫突時，幾乎每個人都大吃一驚。等到瞭解脊柱的真實尺寸之後，幾乎所有人的力量和穩定的感覺都增加了。

最常見的結構錯誤是關節位置不對。之前那位拉小提琴的學員就是這種問題。另外，弄錯掌指關節（指骨連接掌骨的關節）也是常見的例子，這種錯誤的構圖對需要手指靈巧的音樂家，或某些工作者有影響。一般人以為掌指關節的位置在掌面手指底部的線紋處，其實要再往手掌下去一、兩公分才是掌指關節的真正位置。在心裡來回想著這兩種地圖，同時動動手指，會是個大有收穫的實驗，可以體會地圖的力量。

髖部（Hip）和肩膀（shoulder）這兩個字在英文中各有好幾種意思，因此一般人想到這兩個部位的關節時，常會參雜其他的意思。一般人動手臂時，彷彿沒有胸鎖關節或盂肱關節，他動的是他概念裡的關節，就是三角肌的內層邊界（見圖7.16）。類似情況還有，他們動腿是從骨盆的最頂端開始動，或是從坐骨底部一個想像的關節，或是骨盆股薄肌的附著處。每一種錯誤的概念會有它特有的偏差步伐。此外，關節位置不清不楚的例子也很多。

有關功能的錯誤概念也很多。有一種錯誤很普遍，對從事手技的人特別重要。前臂旋轉時，尺骨是穩定的，是橈骨繞著尺骨轉，這使得小指和尺骨大略形成一條旋轉軸。很少人明白這一點。反之，一般人都是試著穩定橈骨，認定橈骨到大拇指、食指或中指為旋轉軸，用這條假想軸來轉尺骨。這個錯誤會讓手變得非常彆扭，甚至變成肌腱炎。

最後要提的構圖錯誤是模糊、空白，或是地圖裡少了身體某個部位，缺漏的原因也許只是單純的忽略或模仿。通常這種現象是身體受傷的退縮反應，然後再也沒有完全跟受傷部位重新建立連結。不幸的是，也可能是身體受虐或心理受虐的結果，導致受害者扭曲身體某個部位，或是跟它脫離關係。在這種例子裡，當事人可能會抗拒修改地圖，或是被壓抑的創傷經驗可能再度出現，而需要情感支持或治療。

附錄二

彈奏樂器

彈奏樂器者不為人知的祕密是，他們靠動作維生。他們不僅靠動作維生，而且做的是人類最複雜的動作。然而過去幾十年，身心學關於動作以及如何改善動作的見解，極少進入音樂家的訓練之中。大多數的音樂教學仍然沒有關注彈奏樂器的動作層面。

這方面的缺乏導致許多音樂家陷入麻煩——彈奏時會疼痛，或者苦於技巧無法提升。音樂家有困難時，最明顯的求助對象是音樂醫療人員。這些醫師、復健師對於少數真正有醫療問題的音樂家確實有幫助，但是對於大多數問題出在錯誤使用身體的音樂家，通常幫助有限。

除非錯誤使用，要不然身體的巧妙設計足以應付重複動作，這是有數據根據的。雖然百分之四十的音樂家演奏樂器會產生疼痛，但百分之六十的音樂家沒有問題。如果問題出在重複動作，那所有的音樂家都應該受傷啊。我們的觀察是，受傷的音樂家錯誤使用了自己的身體，身體呈現出典型的「向下拉住」，或者身體地圖有錯誤，或者動覺感受不夠靈敏，不知道自己用了過多的力氣，或者誤解了某些做法。

頸部肌肉緊繃時，會影響兩個方向：上和下。你早已經知道頸部之上會發生的最糟糕結果：頭離開在脊椎上的平衡位置，造成緊繃和活動能力受限。因頭部失去靈活度而最直接受害的音樂家，是小提琴家和長笛演奏家。我在這裡以小提琴家的困境作為動作分析的範例。

小提琴在身上有四個支持來源：肩墊（鎖骨）、左臂及左手、穩定的琴弓軌道，以及頭的重量。重申一次：頭的重量，只有頭的重量。太多小提琴家出問題都是因為不瞭解這一點。他們認為頭一定要相應於琴做工，所以緊繃住頸部。思惟一下。一顆腦袋3.6–6.8公斤重，小提琴不到1公斤，單單頭的重量就足以穩住小提琴不掉到地上，而且其他的支持來源大部分時間都在那兒，穩定的鎖骨也一直在那。小提琴家一定要保持頸部肌肉自由，需要重量時，頭的重量可以不費力地釋放到小提琴上。重申一次：是需要重量時。不需要重量時，頂尖的小提琴家通常不把頭的重量放給小提琴，而這樣的時候居多。需要重量時，頭放下去的重量應該跟其他的支持來源有一定的比例。如果小提琴家從指板的上方開始，手指必須要往下移到比較下面的位置，那麼頭的重量一定要落在腮托上以穩住小提琴。之後，這個拉琴姿勢結束、音樂改變時，頭就可以離開小提琴了。四個支持來源——頭、鎖骨、手臂、琴弓——完全依音樂的要求不斷交互變換。演奏音樂從來不需要的是：緊繃頸部肌肉。

有問題的小提琴家通常有強大的習慣阻礙他們把重量輕鬆釋放給小提琴。他們必須克制這個舊習慣，有意識地把琴拿到演奏位置，這樣某種有助益的事情會發生。他們要在開始的當下即清清楚楚、從從容容，然後利用拿起小提琴放在肩墊（鎖骨）上的動作來增進覺知，藉著微微延長來增進「首要控制」。對於偉大的小提琴家來說，拿起小提琴時身體微微延長，似乎是本能的反應，但這是可以學習的。我要求小提琴家拿起小提琴時，頭不要湊向琴身，持弓的手臂也不要舉起來。他們有時要試十或十五次，才能克制頭不由自主猛然湊近小提琴的慣性動作。他們對自己慣性的力量覺得好笑，覺得自己真是太可笑了，似乎連這麼一個小小的動作都克制不了。一旦他們拿起小提琴時可以克制頭的慣性動作後，就得反覆練習這個新的使用方式，直到手臂的動作和頭的動作不再這麼連在一起。

演奏者的頭移向小提琴時，如果她的頭輕輕往前、往上釋放開來，與此同時她的脊椎會微微延長。這麼一來，她不僅穩住了小提琴，並且讓手臂和身體的動作有了來自於「首要控制」的全身支持。這時神奇的事可能會出現，這也是偉大小提琴家的做法——他們以此方式將頭的重量釋放給小提琴，激發了支持演奏的脊椎反射。這是買一送一。

我之所以最先關注小提琴，是因為頭在演奏小提琴時所扮演的角色，不過我希望你明白，自由的頸部和平衡的頭部，是演奏所有樂器不可或缺的。我要說的重點是：永遠把保持「首要控制」視為首要之務。當我們把保持「首要控制」視為首要之務，那麼身體所有的部位都在力學的整合中，不管何時，哪個部位需要，我們都可以在全身的架構下重新訓練局部。如此一來，音樂家就可以輕鬆、舒服地演奏。

我最終希望能針對每一種管絃樂器及其他樂器，詳細說明亞歷山大技巧和身體構圖的應用方法。這兒我只能點到為止，非常簡略地把演奏每一種樂器的困難處點出來，你可以從剛才講的小提琴家的頭學到一些。確實熟悉自己的身體結構，開始分析自己的錯誤使用，並且加以修正。這個過程需要思考，跟思考其他任何事情一樣，只是應用上有所不同。

中提琴

中提琴手一般都是技藝成熟的小提琴手，他們演奏小提琴時的優點跟缺點都會帶到中提琴。有些人很擔心中提琴的尺寸比較大，有些人一點兒也不擔心這個，差別在於，中提琴手「思考關節」的能力。手臂有四個活動度相當大的大關節，這四個關節能去調適比較大的尺寸。只要每一個關節小小調整一下，無論是從小提琴換到中提琴，還是從中提琴換到小提琴，都沒問題。手指也是這樣。關節的調整是細微的，那些輕鬆變換樂器的音樂家能感知這些調整。

大提琴

寬廣、延長的背部是演奏大提琴及低音大提琴不可或缺的。大提琴手演奏時，如果他的地圖沒有包括整個下背部，如果只從腰部以上做動作來演奏，如果坐骨往後移得太遠，都會讓演奏者無法輕鬆的演奏。大提琴手要找出骨盆跟椅子之間恰恰好的關係之後（可不是之前喔），才將琴靠近自己。注意，當琴靠近時，演奏者的身體不要往後退，這是大提琴手常有的怪習慣。大提琴移到演奏位置時，大提琴手的身體微微靠向大提琴，這是對的。演奏者和樂器之間的接觸應當是流動的，而不是固定不動，大提琴則是穩固在地板上。老師可以請學員以大提琴的尾針為根基，把大提琴往各個方向移動，讓學員看見大提琴是穩固、安全的。學員應當以骨盆底的弧形骨頭為根基，在椅子上靈活移動。我把骨盆底的弧形骨頭稱為大提琴手的尾針，大提琴手的「尾針」能提供穩定和活動的基礎，和大提琴的尾針有異曲同功之妙。還有什麼比這個更妙嗎？信任大提琴能夠穩定在地板上的大提琴手，不會多此一舉的把兩膝緊緊夾住，或是把大提琴拉近胸部。和大提琴保持流暢關係的大提琴手，總是清楚自己穩定在坐骨上，能夠整個軀幹移動並延長。

低音大提琴

低音大提琴演奏者不需要彎曲脊椎。如果他們是自由的演奏者，不需要太多的脊椎動作就可以全然掌握低音大提琴。有些低音大提琴手告訴我，因為演奏廳的樂隊席或舞台的限制，或因為首席演奏者不希望他們那麼做，所以他們選擇演奏時沒有脊椎動作。可是話說回來，脊椎是個寶，脊椎動作對手指在指板上移動極有效率；如果我是低音大提琴手，一定會多加使用脊椎動作，即使只是為了戲劇效果。記住，重點是頭帶領動作，這樣脊椎就能延長。或許是某些演奏者不會用頭帶領動作，才讓脊椎動作蒙上不白之冤吧。當然囉，如果你不會用頭帶領動作，脊椎就會縮短，這會讓手臂緊繃，甚至更糟。

吉他

吉他手是弦樂器當中一直要蜷曲脊椎的演奏者。並不是所有的演奏者都這樣，但大多數如此，而我跟任何吉他樂迷一樣，喜歡看吉他手這款身姿。吉他手擔心亞歷山大老師會要他們挺起身體，心裡不免浮出疑惑。吉他手，聽著：如果你的方法正確，長時間蜷伏在吉他上不會傷到你。如果方法不對，才會讓你難受、不舒服。用頭帶領動作，延長整條脊椎，這樣你的背部可以不斷恢復它的長度和寬度，保持流動順暢，你會沒事的。亞歷山大老師不會要你修正蜷曲，只要你修正擠縮。此外，擠縮會搞砸你的手指，因為手臂會累，手指會不聽話。所以避免擠縮著身體；蜷伏身子時，一定要延長、自由，那你就可以盡情揮灑了。

低音電吉他

聽了一堆小提琴有多重、中提琴有多重的誇張說法之後，現在說到真正有重量的樂器了。以任何人的標準來說，低音電吉他都算是重的了。幸好，人體有應付重東西的裝備，尤其這些裝備的位置，正好是低音電吉他手喜歡掛著他們樂器的地方——肩膀。有些低音電吉他手在長時間的音樂生涯裡舒舒服服擺平了樂器的重量，有些卻深受疼痛及麻痺之苦。為什麼？如果樂手的頸部是緊的，那麼他的頭會被拉向前，這對低音吉他手會造成三個嚴重的後果——肩胛骨彼此拉靠近、軀幹上部往前蜷曲，以及鎖骨向下拉（加上低音電吉他的重量），壓迫到鎖骨和頂端肋骨之間的粗大神經使得手臂麻痺。只要把這些狀況反轉過來，感覺就會恢復，疼痛也能緩解。所以受傷的樂手趕緊來學習那些舒服的樂手早就在做的事吧：平衡頭部、放寬背部，這樣肩胛骨才能左右打開朝兩側肋骨移動，回到它們該有的位置（也就是愉快地朝向樂器），打開胸部，這樣就解除了神經所受的壓迫。藉由鎖骨和肩胛骨形成的V型結構，支撐了樂器的重量，就如內行的背包客背著背包，差別只是單邊而不是雙邊。

鋼琴

鋼琴手是不懂前臂旋轉而最受苦的音樂家。他們用肘關節來彈顫音，以及用肘關節做許多其他事。如果錯誤使用肘關節，它最終會出毛病。如果你是鋼琴手，請再次閱讀本書地圖章節有關前臂旋轉的部分，要確實搞清楚，也要搞清楚上臂關節和肩胛骨旋轉的動作，以及肩胛骨在肋骨上往前旋轉的動作。自由的鋼琴家在彈奏需要展現強大力量的樂曲時，這個旋轉動作很有用。如果你這些旋轉動作都沒有問題，又能保持「首要控制」，那麼你對重量這回事絕對不會上當，不會有錯誤的觀念。

法國號

法國號樂手應該把樂器舉起來，還是放在腿上？首先要看自己的喜好，其次要看體型。上身短的樂手一定得把樂器放在腿上，沒有別的選擇。個子高的樂手把樂器放在腿上得蜷曲著身子，這樣不方便看指揮。這個決定應當依據你的身體結構及偏好，而不是老師。

低音管

現今低音管有多到讓人吃驚的力學支撐器材，該不該選一種來使用呢？如果有幫助的話當然可以，但是如果低音管樂手本身向下壓，那些東西就幫不上什麼忙。事實上，身體沒有向下壓的低音管樂手，很少需要尋求這類配備。我的忠告是，解放自己的身體支持功能來演奏，同時使用所有你能取得的力學輔助。有何不可？

單簧管

單簧管特有的問題是：壓在拇指的重量。有些單簧管樂手每天拿幾個小時的單簧管，拿了一輩子，從來不覺得是個負擔，或是有什麼麻煩。但有些人卻覺得一直撐住這個樂器很不舒服，或是累得不得了。兩者的差別還是老問題，差別不在於他們做了什麼——都是用拇指支撐樂器——差別在於是怎麼做的。相較於不舒服的樂手，輕鬆支持單簧管的樂手有三個優勢，而且全部一定要到位。第一是，正確的拇指構圖（拇指有三節骨頭，不是兩節）；第二是，正確的前臂旋轉構圖（沒有哪一種樂器靠橈骨支撐），第三是，你猜猜看——身體沒有「向下拉住」。「向下拉住」會因軀幹緊繃的程度使手臂緊繃，緊繃的肌肉承重能力會降低。我請單簧管樂手做一個實驗：不拿樂器，用想像的單簧管來演奏一會兒，彷彿手裡真的拿著單簧管，平常演奏時的緊繃都要到位。雖然是用想像的單簧管演奏，但是樂手通常會覺得跟真正用樂器演奏一樣，覺得不舒服，覺得疲累。這證明問題不在於單簧管的重量，問題出在樂手的習慣。

小號、長號、低音號

本書有關呼吸的章節都可應用在這些樂器上，讓銅管樂手苦惱的呼吸問題，同樣也讓歌者及其他吹奏樂手苦惱。

長笛

吹長笛的人有時發現，頸部的一側比另一側緊繃，這是他們轉頭的方式造成的。這跟錯誤使用身體直接有關，最終會造成下顎跟頭顱連接的那個關節（顎顱關節）位移。顎顱關節發生位移時，樂手會有奇怪的感受，「我張開喉嚨，感覺喉嚨一邊比另一邊開」，或者「我一邊的鼻孔不通了」。當頸部整個自由之後，下顎就會回到原位。

雙簧管

吹奏雙簧片的樂手擔心的是：如何對簧片恰當施力。我不知道簧片的壓力是如何產生的，這個技術問題就留給雙簧管老師吧。不過，我猜想有點兒像扭動耳朵，這真的很難用教的，可能你得瞎摸一陣子，直到打從心裡明白過來。我不知道要如何做才能獲得那個適當的力量，但我絕對確定它不是明顯可見的，也不是從外面得來的。自由、高效率的雙簧管演奏者使用身體表層肌肉的方式，和坐在他旁邊的自由的長笛家、單簧管演奏者沒有兩樣，那個適當的力量是從裡面得來的，空氣確確實實在裡面。雙簧片樂手去除身體表面的緊繃時，通常能夠明白自己內在該做些什麼；跟原先的萬般努力比起來，沒想到竟是如此不費工夫！

木管樂器的難度在於手指，這一點演奏銅管樂器的人可完全不明白，我認為教木管樂器的老師需要跟學員直接點出這個差別，亞歷山大老師也一樣。銅管樂器每個閥的按壓方式都一樣，木管樂器可不是這麼一回事。演奏木管樂器時，有些手指要按住洞口，但只要確實按住就可以了；有些手指要按鍵，單單用手指的重量即可，不需要刻意做任何動作，只要把手指的重量放送到鍵上即可；有些手指靜止在鍵上，沒有按壓，是有做功，極微小，但還是有。演奏木管樂器的難度在於：不同狀況下手指要如何恰到好處地參與，因為手指一旦過度參與，整隻手就不靈活了。我建議木管樂手看電視或跟朋友聊天時，把樂器放在桌上或腿上，一邊看電視或聊天，手指一邊在鍵上移動，盡量使用非慣用的手指。手指會漸漸自己學會每一個鍵所需要的力道。肌肉可是了不起的學習者。

打擊樂器

無論是搖滾樂、爵士樂、交響樂、鄉村樂，還是管樂，舞台上最自由的演奏者應該是打擊樂器的演奏者。想知道為什麼嗎？可能是他們整個人在做動作的關係吧，可能是打擊樂的神祕性吧，可能是因為鼓聲太驚心動魄吧，可能是因為擊鼓之際帶有舞動的自我意識元素吧，也可能是因為我們不自覺的期待吧——期待擊鼓者看起來自由。

打擊樂手出狀況，通常是因為身體重量傳送到地板的力學整合有了問題。如果髖關節的構圖不正確，問題會變得更加嚴重，例如單單只是把腳移動到馬林巴木琴的另一端，髖關節就會覺得不舒服。打擊樂手也容易有手腕和手肘的問題，其實只要恢復正確的使用方式，這些問題幾乎都會消除。

附錄三

唱　歌

許多歌者深受「向下拉住」之苦。他們知道自己該有的吸氣量卻吸不足，但不知道為什麼；知道自己該有的共鳴卻達不到，但不知道為什麼；知道自己的發聲和支持應該比目前更輕鬆一些；也知道別人提供的矯正方法多半沒有效用，卻不知道為什麼。

老師跟學員同樣挫折。我一再聽到老師說：「我不知道要怎麼教蘇西，我教的全都不管用，要她做的她全做不來，可是她是最認真的，真心想要唱歌。我想她的聲音必定藏在那兒。」老師很挫折，因為就他們所知的一切，大部分都很複雜，他們不知如何辨識「向下拉住」，或解決這個問題。他們知道學員緊繃，但不明白緊繃是全身性的模式，或者不明白這個緊繃模式是有結構的，有其最終根源。他們不曉得頸部緊繃必然導致喉嚨緊繃，或者頸部緊繃必然導致軀幹緊繃。他們不明白這一連串環環相扣的緊繃模式是如此強大地宰制了身體的唱歌結構，且毫無反制之道。讓人遺憾的實情是：蘇西的身體向下壓到什麼程度，受限就到什麼程度。唯一真正的解藥是：解除蘇西的「向下拉住」。

卡爾・雷斯尼克（Karl Resnik）告訴我，直到熟悉亞歷山大的見解，他才明白為什麼自己教的東西有些學員學得來，有些學員學不來。他一再問自己為什麼會這樣。同樣的教材，早上九點的學員學得來，十點的學員就是學不來，或者有些學得來，有些學不來，或者一時會了，沒多久又回到老習慣。卡爾最後終於找到了答案。他發現，沒有「向下拉住」並且身體地圖正確的學員，很容易做到他要求的動作，例如鬆下巴、提軟顎，或舌頭微微向前；有「向下拉住」的學員，對這三個指示有兩個根本做不到，一個勉強做到。

我跟教唱歌的老師講課時，會帶一幅從正面和背面看全身肌肉的解剖圖。肌肉很美，巨大而複雜，令人印象深刻。老師們看著掛圖時，我提醒大家：「除了嘴唇之外，一般人看不出圖上的肌肉跟唱歌有什麼密切關係。」掛圖鮮活地提醒我們——唱歌是深奧的內在活動。想想看。我們的皮膚下面是這些大塊的圓柱形動作肌肉，這些肌肉的裡面是唱歌的結構——共鳴空間、體位肌肉、聲帶、肺、橫膈膜，以及軀幹下部的支持肌肉組織。這些全部包覆在裡面，像包裹在毯子裡的嬰兒，也像嬰兒那樣嬌嫩。這個嬌嫩的嬰兒應當被毯子護著、暖著，可這嬰兒卻被毯子緊緊裹著往下拉，幾乎被壓擠得要死了。嬰兒不能呼吸、不能動。可憐的嬰兒，除了鬆開毯子，沒有其他法子可以幫助他。

音樂劇演唱者的毯子更需要自由，正如毯子裡的嬰兒需要自由一樣，因為緊繃模式中收縮的肌肉（我們稱之「向下拉住」），就是歌唱時展現戲劇動作的肌肉——表演、跳舞、手勢、彎腰鞠躬。歌者的聲音因為「向下拉住」受限，他的表演也因為「向下拉住」而受限。當歌者運用亞歷山大技巧改善聲音時，他的整體表現也提升了。如果你唱歌劇，或者想有效提升說台詞時的表現度，請閱讀附錄V〈演戲〉，裡面所有的建議你都用得上。

要相信誰？

同行給的忠告最讓人困惑，歌唱教科書裡的說法更是矛盾得嚇人。要相信誰呢？怎麼辦呢？嗯，你得乘著自己堅固的智慧小船，在波浪滔滔的矛盾大海裡航行，直到登上理解的彼岸，這正是亞歷山大的旅程，這趟旅程治癒了他的聲音。你必須一再回到身體結構這個簡單的真理，如果讀到或聽到某些說法跟你的結構相違背，丟掉不要，那個行不通。

那用意象可不可以呢？老師們跟我說：「唉，我告訴學員吸氣吸到肚子，不是真正要他們吸氣吸到肚子，我當然知道如果空氣跑到肚子裡他們就死了。我是要他們感覺好像有空氣在他們肚子裡，我的意思是他們應該感覺肚子裡有空氣，他們應該使用空氣在肚子裡的意象。」當然啦，有時候意象確實能解放肚子裡面某些支持部位的力量。我是說有時候喔，如果學員的身體沒有向下壓，那麼這個方法有效，但是如果他的身體向下壓，就沒有成功的機會了。或者，學員可能因為使用意象有了一點點支持，卻沒有多一點理解，而且對學員來說，運用想像力來瞭解身體是多增加負擔，想像力應該用來瞭解劇情和角色性格。

如果你有這樣的老師，不妨自問：老師真正的意思用結構的角度來說，會是什麼呢？如果你的老師說：「把你的腹部脹滿。」你可以立刻翻譯成：「啊，是啊，老師的意思是，我應該讓吸氣的動作從上往下通過整個軀幹，我應當保持動覺的靈敏，並且釋放全身；吐氣時，我應當延長，好讓『首要控制』的支持力量發揮出來，讓骨盆腔及骨盆底的支持肌肉都參與進來。好，就這麼做。」你的老師會說：「你終於做到我教你的方法了。」

如果你讀到一本類似傑洛姆．海因斯（Jerome Hines）的《頂尖歌唱家論歌唱》（*Great Singers on Great Singing*），會看到一堆矛盾、不合理的論點，其中只有一點是一致的：要自由就一定不能緊繃。我的看法是，專業達到巔峰的歌唱家有天殺的好運，他們從來沒有喪失「首要控制」。他們以自身的經驗談論歌唱時，往往著墨於身體的感覺而不是動作，例如肚子有火的感覺，或是頭顱嗡嗡的感覺。這些人可以有這種妙不可言的經驗，是因為他們夠放鬆，腹部能真正發揮支持的作用，並且在頭部製造了骨頭共鳴。向下壓的人除非他自由了，否則感受不到這些身體感覺，如果他試著要做出跟頂尖歌唱家相同的感覺，只能憑藉想像，或者用更加緊繃的方式。如果是這樣，他就如同走進一家上好的餐廳，卻吃下了菜單，而菜單真難吃啊！

所以囉，如果你的身體有「向下拉住」的模式，卻那麼想唱歌，也願意划著你的智慧小舟出發尋找。就我的經驗，你一定要非常熟悉自己的身體，恢復「首要控制」，然後觀察你欣賞的歌唱家，像老鷹似地看出他們真正的做法，因為你很難從他們的說法或忠告學到什麼。去聽音樂會並且觀察，買影片來看並且觀察，模仿你看出來的每一種做法，仔細分析。拳擊手長年這樣做。你為什麼不？有意思的是，傑洛姆書上的歌唱家都是這麼做的，只是說法不一樣。等到你跟他們同樣自由時，你也可以侃侃而談你喜歡的老方法。

貝蕾・阿卡雅（Beret Arcaya）是亞歷山大老師，也是歌唱家。她在我們專業的雜誌《北美亞歷山大技巧教師協會通訊》（*NASTAT News*）上發表過一篇有關歌唱的文章，裡面推薦了馬努爾・嘉喜雅（Manuel Gacia）的書《歌唱小建言》（*Hints on Singing*）。我也很推薦這本書，它的原文是法文，由何藍・柯連（Hernann Klein）翻譯並增添編輯成英文。編者形容這本書是：「目前世界上最簡明、內容最紮實的歌唱藝術論典……內容非常豐富，不只是一些小建言。這本書是作者關於這個主題的最後著作，囊括了七十五年積極投入聲音科學的研究與實踐，因此從頭到尾字字珠璣，在在顯露深厚的專業知識、犀利精準的觀察、豐富的實踐經驗、富有邏輯的推論及結語。」想購買此書的人請聯絡：Joseph Patelson Musisc House, 160 West 56th Street, New York, NY 10019.

附錄四

跳　舞

想像自己在一個派對裡，有個不認識的人走過來問你，「你是舞者嗎？」「是啊，你怎麼知道？」如果他說，「因為你看來極其和善」，或者「我看到你包包裡露出來的舞鞋了」，這樣就沒問題。如果他說：「喔，大概是你站的樣子吧。」那你可要擔心了。他的意思是：「你的頸子太直，胸骨太挺，肩膀往下、往後，背部的弧度太大，臀部夾太緊，大腿外旋，腳踝看起來要分道揚鑣各奔前程。」

事實上，當今許多舞者的身體有一種緊繃模式，要不是這種緊繃模式會造成那麼多常見的苦果，一般人還真喜愛模仿呢。這樣的緊繃不僅讓舞者容易受傷，還會損害表現，因為身體在這種無所不在的舞者式的抓緊狀態中，不會有太大的活力或吸引力。編舞家在抓緊的身體中創作編舞，在觀眾的印象裡，這種緊抓蓋過一切，創造力不見了，觀眾看得無趣。

使用亞歷山大技巧的舞者，可以同時解放身體典型的「向下拉住」和緊抓（通常身體向下壓就會有緊抓現象），讓舞者的獨特風格展現出來，並且提高技巧。

那得是正宗的亞歷山大技巧，能解放的那一種才行得通。有時候你看到舞者表面上應用了亞歷山大技巧，裡面卻藏著兩個舊習慣，還是僵硬，還是固守「正確性」，這可是雪上加霜，要費好大的工夫才理得清。這裡列舉一些非常重要，一定要思索的基本問題：比較輕鬆嗎？比較自由嗎？比較平衡嗎？比較有支持嗎？比較輕盈嗎？比較舒服嗎？整體能量有提升嗎？整體的情緒表達呢？整體的活動範圍？整體的技巧掌握能力？如果沒有，那就不是亞歷山大技巧了。舞者啊，你一定要勇敢打破層層制約的「正確性」，就像某位女神在層層地獄中尋找她失去的孩子，直到你恢復「首要控制」，藝術技巧自然增長。你最極度需要的是自己的敏感和清晰，沒有什麼是更有價值的了。

每位舞者應當在學舞之初就要瞭解脊椎，以及脊椎的法則。舞蹈教室應當要有脊椎的圖片，以及真人大小的骨骼模型，老師應當隨時要學員回到脊椎經驗，體會脊椎如何組織脊椎動物的動作。各類優秀的舞者都明白這一點，你可以從他們的舞蹈中看出來，一旦你知道怎麼去尋找它，就很容易看見它了。在舞者的所有動作中，「首要動作」就是讓脊椎延長、自由，而其他每一個動作都在這個「首要動作」的組織之下發生，並且靠這個「首要動作」來整合。當「首要動作」確實發揮首要功能時，四肢就有整合後的自主組織，以及自由，一旦「首要動作」沒了，這些就都瓦解了。

除非你是世上的幸運兒，從來沒有干擾過自己的「首要控制」，身體地圖準確無誤又能加以運用，動覺靈敏又可靠，否則你需要研究脊椎，並且除去所有錯誤的想法。脊椎的事實真相比起你對它的種種謬想要友善多了，所以發掘脊椎的真相應當是有趣又令人振奮的事，例如發現脊椎恰恰好的尺寸，在軀幹裡令人安心的中央位置，能緩解跳躍衝擊的可愛曲線，還有特別注意脊椎的關節結構，它有一連串二十四個關節。你一定要像個科學家。科學家依據研究目的有兩種觀察微小粒子的方法：有時科學家把粒子視為波，它們就是波，因為唯有這樣才能符合科學家的目的；有時科學家把粒子看成是物質，它們就是物質，因為唯有這樣才能符合他們另外的目的。你的目的如果是力學優勢，就會把脊椎想成是有許多良好緩衝墊的骨頭，透過美妙的設計來傳送重量及支持動作。如果你的目的是動作和反射支持，就會把脊椎視為骨與骨之間的空間。

舞者以頭帶領動作，這是幾百萬年演化的結果，甚至前脊椎動物期就開始演化了。威廉・康樂伯曾經在一場介紹亞歷山大技巧的演講中說：「你分辨得出哪一頭是蠕蟲的前端嗎？」舞者應當心裡想著身體的中央動力來觀察每一種動物，也就是身體核心的延長和依序而動的動力。當頭帶領，脊椎跟隨，所有的動作都是有組織的，而且得到核心延長的支持，就是這個組織和支持，讓動作有了驚人的美感和整體感。

舞者初次聽到這種動力理論通常會困惑，來源有二，第一是他們一直以骨盆為中心。這個困惑在舞者實際學習亞歷山大技巧之後會減輕，因為他們很快就明白，亞歷山大老師理解並看重骨盆的程度一點兒也不比舞者少。事實上，老師想要幫助學員頭部平衡、脊椎延長，這能解放骨盆，因為骨盆同其他身體結構一樣，會因「向下拉住」增加的程度等比失去活動能力，也會因「向下拉住」減少的程度等比恢復活動能力。當「向下拉住」減少到某個程度，脊椎在動作中能確實保持延長，那麼舞者的骨盆就能重新得到完整的活動能力。我們使頸部和脊椎自由，是為了讓骨盆及四肢能自由。骨盆完整的活動能力得自於脊椎的延長，脊椎延長能讓深層的骨盆肌肉組織參與及延長。動作中如果下背部放寬而不是變窄（肌肉抓緊就會變窄），動作中如果骨盆底釋放而不是拉提（肌肉抓緊就會拉提），那麼髖關節就能夠自由，兩腿就從外旋回到恰當的位置（腿外旋同時是「向下拉住」及肌肉抓緊的特徵）。

第二個困惑的來源是「啟動」這件事。舞者會問：「一直以來老師都教我用肩膀或臀部發起動作，要怎麼從頭部發起動作呢？」一旦你明白了啟動這件事就很簡單。請耐心聽我解釋。

啟動的定義是這樣的：身體的某個部位首先動，導致身體其他部位的動作。舞者的手臂往外側伸展，這個動作可以是由手指尖啟動，導致漣漪般擴散的動作流過身體到達腳趾尖，以及流動到另外一隻手，同時，頭朝向開啟動作的指尖，這是一幅流動的美景。拉邦舞譜記錄的就是這樣的啟動，也是編舞家首先想像，接著教給舞者，然後觀眾看得很滿足。重點在這兒：要整合編排的動作，要靠另外一個啟動——頭部啟動的脊椎核心動作。

舞者啟動指尖展開動作之際，身體的其餘部位做出回應，這時他的脊椎可能會延長或是縮短，這是脊椎在動作中會做的兩件事。如果舞者脊椎縮短，他會因為太緊繃，而經驗不到啟動之後所生起的通過全身的美妙流動。反之，如果舞者啟動指尖時脊椎延長，那麼所帶起的身體動作就會是他想要的，因為藉著反地心引力的反射作用，動作會有組織、有支持，令人賞心悅目。脊椎能延長，要靠頸部有足夠的自由，才能讓頭帶領脊椎動作，這可是編排動作的核心。

所以有兩個啟動同時發生，一個是根據舞譜學習的，另一個是身體本身呈現出來的。指尖啟動編排的動作，頭部啟動脊椎動作來支持和組織。

在美妙的舞蹈中，脊椎動作是不斷反覆啟動的，不斷重新開始。身體裡所有其他的啟動能夠成功，全靠啟動脊椎當下的「首要動作」，俄亥俄州州立大學舞蹈系資深老師露西・維納伯（Lucy Venable）稱它為「前啟動」（pre-initiation）。這是舞蹈魅力的條件。

■ 附錄五

演　戲

我在辛辛那提音樂學校教授戲劇動作，教年輕演員的動作表現能力，這是我在優秀的表演中觀察到的。我在第一堂課跟學員說，請他們去找出色表演的錄影帶，若是裡面的演員沒有以下特質，我就給他一百美元。

全面保持覺察
準確的身體地圖
遵守亞歷山大的原則
所有的關節有十足的活動能力（或接近十足）
知道說話和唱歌都是動作
有動覺想像力

結果沒人賺到這一百美元。我再三提醒學員，在試鏡中脫穎而出的，都是有這些特質的演員。很多時候演員天生運氣好，從來沒有失去這些特質，就能單純地表現出來。當這些特質不見時，只要勤奮努力、有意圖，就可以恢復。除了最後一項動覺想像力之外，要恢復這些特質的所有知識這本書裡都有（再找一位好老師幫助）。只要明白了什麼是動覺想像，大多數的演員都能運用過去的訓練，以及生命的歷練，來培養動覺想像力。

動覺想像，是用動作去想像動作，而非用視覺去想像動作。演員從內在感受角色的動作，而不是從內在看到動作，這兩者呈現出來的動作質感及內涵完全不同。演員用動覺想像出動作，然後做出來，動作看起來是活的；演員用視覺想像出動作，然後做出來，看起來就死板，或沒有內涵，很難有吸引人的複雜性，通常也就特別刻板。

有些演員擅長在最後關頭把視覺想像轉換成動覺想像。整裝彩排時，導演對舞台上的表現十分失望，但在正式演出時卻鬆了一口氣，因為演員的演出動作活了起來。能夠從一種感官形式轉換到另外一種感官形式，總比不會轉換要好，但這是演員不必要的負擔。如果演員打從一開始就以動覺想像構思動作，如果演員培養生動、多采多姿的動作想像力，如果演員能專心投入、以這樣的想像模式為樂，那麼我們可以看到美妙的結果——演員的動作到家了。這是可以學習、培養的。戲劇學員應當學著用動作本身去感覺動作，把視覺想像留給舞台設計和服裝人員。

演員發展出動作想像力還有一個意外好處，就是可以有效提升「首要控制」。一位參加工作坊的演員透過觀察，悄悄模仿其他學員的動作，毫不費力就解除了身體的「向下拉住」狀態。他根本不需要引導，因為他的身體以美妙的延長來回應他所看見的。

面具

我搞不清楚為什麼動作課裡有些演員的臉不會動，世界上最需要臉部動作的人就是演員啊。我問學員：「你怎麼想你的臉？」他們回答：「我想到臉面具。」我追問：「什麼是臉的面具？怎麼動？」答案很模糊。我不能瞭解，於是說：「那形容一下臉好了，是什麼做的？」學員全都說是皮膚，有一些說是骨頭，只有幾位學員意識到皮膚和骨頭之間還有肌肉。我把臉部肌肉的圖片傳給學員看，告訴他們用面具來比喻臉很糟糕，因為面具是不能動的，反之，臉上的肌肉很會動。學員頑皮地把臉部肌肉動來動去，恢復了一些動作能力。我也鼓勵他們學習扭動耳朵、扭動頭皮，我很驚訝地發現，這些動作也幫助他們頸部自由。似乎他們把臉僵成面具時，也僵住了頸部。

面具給我們的啟示為——注意你使用的身體用語，尤其要注意比喻，失當的比喻經常會對動作造成不幸的後果。自己要琢磨。

附錄六

好書在哪裡——約翰‧柯芬（John Coffin）

亞歷山大技巧的書籍不能剛好符合大多數出版社的分類，書店和圖書館可能將之歸類在數種標題之下，分散在戲劇、健康、心理、哲學、禪修、健身、自助、新時代等書架。多年來，相關書籍零星出版，為了符合這些分類，亞歷山大技巧被錯誤呈現。尤其是這兩類書：一類是教你自學亞歷山大技巧的書，另一類是把亞歷山大技巧跟大眾心理學、健康流行或者另類信仰混為一談的書。這些書損害了亞歷山大技巧的發展及聲譽。自學類的書容易誤導讀者，以為亞歷山大技巧是一些無關緊要的練習，或是視覺化的技法。讀者自學之後沒有進展，心生挫折，就覺得亞歷山大技巧不實際，或認為太困難而覺得不實用。而時下的健康書籍使認真的讀者卻步，以為亞歷山大技巧跟按摩或買個水晶差不多，認為自己早就知道亞歷山大技巧是怎麼一回事了。

有些亞歷山大技巧的好書裡確實有自我引導的部分，這些內容通常是給那些上過相關課程的讀者，例如約翰‧葛雷（John Gray）

的《亞歷山大技巧指南》（*Your Guide to the Alexander Tecnique*），或者取材自其他專業，例如黛博拉．卡波蘭（Deborah Caplan）寫了《寶貝你的背》（*Back Trouble*），提供以物理治療為基礎的運動給背痛的人。有些文章寫得非常好，但作者把亞歷山大技巧視為另類的健康方法或指南，出版社通常會用小號字體聲明，對該內容不負任何醫療責任。有些書清楚呈現了亞歷山大技巧，卻因書裡提倡可疑療法的文章而蒙塵；有些書則因為封面文案不實，硬把亞歷山大技巧廣告成養生療癒的書而受累。

何處有書？

如果書店或圖書館沒有下面列出的這些亞歷山大技巧書籍，你要求他們進一些，算是造福了其他想研讀卻害羞不敢開口的人。期待大部分的書店有多一點亞歷山大技巧的書不太合理，若要選購多種，可至www.amsatonline.org網站查詢。

亞歷山大技巧教師協會的網站，也可幫忙代訂各種書籍、小冊子、光碟，請上www.alexandertechnique.co.uk。

好書推薦

以下書單只是簡略的指南，裡面的書都是我大力推薦的。這並不表示書單之外的書沒有價值。有些亞歷山大技巧的書確實應該受到譴責，但我不打算在這兒做這件事。

入門書

Stevens, Chris. *Alexander Technique*. Illustrated by Shaun Williams. London: Macdonald and Co., 1987.

本書僅111頁，清楚、易懂，回答了許多想學亞歷山大技巧的人最常問的問題，例如：什麼是亞歷山大技巧，為什麼要學習它，如何找老師等等。此外，當中有一章作者回顧了某項研究，證實亞歷山大技巧在生理上是安全的，最後還有一份相關書籍、文章的簡短書單。

Gelb, ichael. *Body Learning: An introduction to the Alexander Technique*. London: Aurum Press, 1981; 1994修訂版。

書裡有精心挑選的照片，全書分為三部分，第一部分，簡略敘述亞歷山大的發現；第二部分，探索亞歷山大技巧的基本原理（也是此書重要部分）；最後一部分，說明使用亞歷山大技巧的各種情境，以及在兒童教育裡應用亞歷山大技巧的情況。新版增加了實際相關問題的解答，例如，如何找老師、課程內容等等。本書還有非常棒的書目。（譯註：此書有中文譯本，書名為《達文西的身體智慧》，原笙國際公司出版，可惜中譯本刪掉了「非常棒的書目」）

以上兩本書對想學亞歷山大技巧的人或初學者，應該非常有幫助。如果你家附近的圖書館或書店沒有任何亞歷山大技巧的書，可推薦這兩本。

進階書

Jones, Frank Pierce. *Body Awareness in Action*. New York: Schocken Books, 1976, 1979.

這是目前亞歷山大技巧書籍裡內容最豐富的一本。作者回顧了亞歷山大技巧的歷史，簡述了亞歷山大的著作，並陳述自己如何從亞歷山大技巧的學員，進而受培訓成為亞歷山大技巧的老師，還簡單敘述了他發表的三十一篇實驗論文。有些初學者可能覺得這本書內容太充實有點吃不消，不過這就是一本「荒島書」，單是書後的書目就值回書價。本書是認真的學員、老師必讀之作。紐約州立大學出版社將重新發行此書，並將於下一年出版他的論文集；這兩本書在北美亞歷山大技巧教師協會的書店可以買到。

以上三本書已涵蓋亞歷山大技巧的精要，很難超越。

高階書（但並非艱澀難懂）

Dart Raymond A. *Skill and Poise*. N.p,n.d. R.A.

達特是人體解剖學者及古人類學家（首位在非洲找出人科動物化石的科學家，也是「非洲南猿」的命名者）。達特在1943年短暫學過亞歷山大技巧。在南非唯一的亞歷山大技巧老師返回英國之後，達特把所學的亞歷山大技巧跟自己的人體解剖學及譜系學的龐大專業知識結合起來，發展出一套自我探索系統，稱為「達特動作程序」。自今仍有許多亞歷山大技巧老師在教導並練習「達特動作程序」。這本論文集包括：達特論人類姿勢、協調及亞歷山大技巧的三項主要研究；出自亞歷山大・莫瑞（Alexander Murray）的達特動作程序的圖示；以及他人研究達特的論文選集。

Garlick, David. *The Lost Sixth Sense: a medical scientists looks at the Alexander Technique*. University of New South Wales School of Physiology and Pharmacology, 1990.

這本書其實是一本紮實的小冊子。作者是生理學教授，用一般人能理解的語言呈現他所瞭解的亞歷山大技巧，同時解釋了今日為人所知的潛藏生理機制，書裡的插圖很有幫助，是學員和老師的優良參考書。看到亞歷山大學員寫了一本好書，令人欣喜，可惜少了引言出處和參考書目。

Gorman, David. The Body Movable. 3 vols. Guelph, Ontario: Ampersand Printing Com, 1981.

作者是亞歷山大技巧老師，也是優秀的插畫家，書中收錄了關於人體動作解剖的精深研究。

相關書籍

Caplan, Deborah. *Back Trouble: A New Approach to Prevention and Recovery*. Gainesville, Florida: Triad Publishing Company, 1987.

作者既是亞歷山大技巧老師，也是物理治療師，一開始先清楚講解亞歷山大技巧，聚焦於背痛，但之後提出的種種忠告及練習，跟亞歷山大技巧僅有部分關聯。（譯註：本書有中文譯本，書名《寶貝你的背》，原笙國際公司出版）

沒有直接關係，但非常有幫助的好書

Kapit, Wynn, and Lawrence M. Elson. *The Anatomy Coloring Book*. New York: Harper Collins Publishers, 1977: 2nd edition, revised and expanded, 1993.

這本書到處都買得到，很容易使用，很棒的參考書，即便你沒有把所有的圖片都塗完。（譯註：本書有中文譯本，書名《人體解

剖著色學習手冊》，橡實文化出版）

Tobias, Phillip V. *Man, the tottering biped. The evolution of his posture, poise and skill*. University of New South Wales, 1982.

此為菲力普・托比亞在1981年葛力克博士論壇的開幕演說（替代缺席的雷蒙・達特）。雖然托比亞不是亞歷山大技巧的學員，演說中也只是順帶提及亞歷山大技巧，但任何有興趣的讀者讀了這本易讀的小書都會有收穫。書裡談到演化發展、比較解剖學，以及人與地心引力獨特關係的驚人潛力。若有人認為（或聽說）人類兩足行走是演化錯誤，本書將大大改變他的想法。

亞歷山大的著作

亞歷山大本人的著作仍然是亞歷山大技巧的主要參考讀本。坊間對這些書的反對聲浪很大，說他的書太艱澀……寫得太糟糕……已經落伍了，或是政治不正確。我愈深思細讀亞歷山大的書，愈覺得那些反對聲浪沒有來由。不管以什麼標準來看，亞歷山大都不是流暢、優雅的作家，但他下筆是審慎的，也把亞歷山大技巧完整寫了出來。近來提出批評的讀者，才剛接觸他的著作，也不熟悉成書的年代背景。主要的批評是針對書裡的社會或種族階級用語（那些在當時是通用的），以及提到優生學運動。雖然亞歷山大跟優生學家一樣，對人類的潛能發展很有興趣，但他完全不是生物決定論者。他在《人類的珍貴遺產》(*Man's Supreme Inheritance*)裡寫道：「任何有推理能力的人都不會懷疑……至少在大部分的例子當中，遺傳的影響實際上是可以根除的。」

Man's Supreme Inheritance (1910) *and Conscious Control* (1912).

中心線出版社(Centerline Press)將亞歷山大早期的兩個作品結集成一冊重新發行。此書簡短易讀，是為了防止他人剽竊而匆匆出版，書裡的附錄〈動覺系統的再教育〉，更早之前是以小冊子發行。

Man's Supreme Inheritance (1918)

亞歷山大生前最受歡迎的一本書，它包含前兩本書的內容，並加以擴充。由此書可看出，亞歷山大很想要完整呈現他的技巧。現代讀者要費一些力氣，才能過濾書裡一些亞歷山大過於自信的言論、過時的民俗療法，以及他天真相信的美國當代人類學偽知識。此書於1950年代後期不再發行，許多大學圖書館有藏書，值得找來讀一讀。

Constructive Conscious Control of the Individual (1923)

亞歷山大認為這本書是《人類的珍貴遺產》的下冊，也是自己最好的一本著作。此書是亞歷山大所有著作當中最長的一本，再次顯示亞歷山大試圖完整呈現技巧。本書沒有索引。

The Use of the Self (1932)

亞歷山大過世後，此書聲名鵲起及至今日，普遍被視為亞歷山大著作當中最容易讀、最實用的一本。亞歷山大在書裡詳細敘述自己當初的實驗，以及將技巧運用到學員身上的例子。

The Universal Constant in Living (1941)

本書似乎是先前多本著作的註腳。宇宙常數（Universal Constant）時常出現在章節之間，全書缺少統一的故事線，但這是亞歷山大寫得最明白易懂的一本書。許多早期著作裡的內容在本書重新清楚交代。美國人體解剖學家暨神經學家喬治・柯西（Geroge Ellet Coghill）寫了緒論，認真的學員必讀。

Authorised Summaries of F. M.Alexander's Four Books. Edited by Ron Brown

編者是路透社記者，於1940年代末為了一項更大的計劃（但未完成）寫下這些摘要，經亞歷山大審閱後，並且用逐頁簽名的方式認可。這份摘要在1980年代重新被發現，並由亞歷山大技巧教師協會書店出版。此書是當代亞歷山大技巧學員的寶，內容清楚、簡潔，應該能讓所有讀者都能抓到亞歷山大著作裡的核心論點。

Alexander Technique: The Essential Writings of F.Matthias Alexander.

Edited by Edward Maisel.（原先於1969年出版，書名為The Resurrection of the Body）

此書是亞歷山大的選集，編者寫了長篇序言，還有美國教育家杜威和人體解剖學家暨神經學家喬治．柯西的導論。編者怪異偏頗的序言是此書敗筆，他堅稱亞歷山大技巧可以看書自學，還語帶嘲諷地否定亞歷山大技巧有任何教育或哲學價值。

值得一讀的文章

多年來，有一些相當不錯的文章出現，而且內容遠遠超出保健常識或是健康小專欄的水平。威佛列．巴羅（Wilfred Barlow）編的《再論亞歷山大》（*More Talk of Alexander*）裡面就選了不少文章，可惜此書絕版了。大學圖書館應該至少藏有一些下面提到的文章。如果大學圖書館沒有，或者你附近找不到大學，可以請公共圖書館幫你跟其他圖書館借調。

Robinson, James Harvey. "The Philosopher's Stone." *Atlantic Monthly* (February 1918): 474-81.

作者是優秀的哥倫比亞大學歷史系教授，此文將亞歷山大技巧及亞歷山大的第一本書介紹給美國大眾，時至今日仍然是介紹亞歷山大技巧最好的文章之一。

Macdonald, Peter. "Instinct and Functioning in Health and Disease." *British Medical Journal 2* (December 1926): 1221-23.

作者是醫師，以知識豐富的學員身分將亞歷山大技巧介紹給英國的醫學界。

Barlow Wifred. "An Investigation Into Kinaesthesia." *Medical Press and Circular 215* (1946): 60.

作者是醫師，二次大戰期間跟官校學生講解、示範「向下拉住」原理，亞歷山大有協助此文的撰寫。

——— "Postural Homeostasis." *Annals of Physical Medicine I*（July 1952）: 77-89

作者在1950年代初，針對倫敦表演藝術學校的學生進行影像研究，比較學生在姿勢練習時加入亞歷山大技巧的結果。研究完成之後，所有參與的學校都採用了亞歷山大技巧。這篇研究論文包含最大量的練習前、練習後的影像採樣，作者後來也延用到他的論文及著作裡。

——— "Psychosomatic Problems in Postural Re-education." *The Lancet*（September 2, 1955）: 659 ff.

將亞歷山大技巧介紹給醫師的文章

Jones, Frank Pierce. "Method for Changing Stereotyped Response Patterns by the Inhibition of Certain Postural Sets." *Psychological Review 72* (1965): 196-214.

這是一篇好論文，作者概述自己在1965年以前做的實驗研究。作者不想用練習前、練習後的方式來證明亞歷山大技巧的效能，覺得這種方法難以有效證明因果關聯。他關注於探索頭頸關係改變對動作模式的影響。研究結果非常有意思，對亞歷山大技巧真正有興趣的人必讀。

——— "Postural Set and Overt Movement：a Force-platform Analysis." *Perceptual and Motor Skills 30* (1970): 699-702.

——— "Voice Production as a Functiion of Head Balance in Singers." *Journal of Psychology 82* (1972): 209-215.

作者晚期的兩篇論文，裡面採用更新的技巧。

Austin, John; and Ausubel, Pearl. "Enhanced Respiratory Muscular Function in Normal Adults after Lessons in Proprioceptive Musculoskeletal Education without Exercises." *Chest, 102* (August 2, 1992): pp.486-490.

這篇近期的研究論文以極佳的方式呈現了亞歷山大技巧。這一百年以來，呼吸方面的改善一直靠當事者的主觀報告，現在終於能以具體的方式驗證。

書目作者：約翰．柯芬（John Coffin），北美亞歷山大技巧教師協會會員，國家醫療詐騙防治委員會（National Council Against Health Fraud）委員。舊金山亞歷山大師資訓練中心結業。目前在中心擔任助理教師，也是舊金山歌劇合唱團團員。

關於本書。這本手冊一直以來都是小量印刷發行，長年修訂，以期對學員及老師有所助益。芭芭拉非常重視讀者的回饋或建言，歡迎隨時寫信給她：barbara@bodymap.org

譯者的話

遇見亞歷山大

2008年夏天，結束美國加州柏克萊瑜伽教室三年的艾楊格瑜伽進階訓練，回到台灣，尋找新的學習資源。一番尋覓，發現學習寶庫在台東。於是從2009年開始，每年到台東大學參加國際身心學研習營，並跟隨劉美珠老師學習經驗解剖學。

美珠老師出了不少身心動作教學的書籍，我都一一請購，仔細研讀。老師書上的身心動作簡單、自然，且有實效，同時背後有深厚的學理，非常符合我的性格、理念以及原本的身體訓練，因此常常運用在自己的瑜伽練習及教學上。

幾年下來，除了論文之外，美珠老師的著作我幾乎都請購了，唯獨老師翻譯的《音樂家的肢體開發》沒有帶回家，因為覺得自己跟「音樂家」一點也沾不上邊。

2011年，我帶著不妨瞭解一下音樂家肢體的想法，請購了這本書。細讀之下發現它是個寶！正如美珠老師所說，此書「雖然是針對音樂界的朋友所寫，但事實上，所有需要學習正確使用身體的人，都應該對身體的結構重新瞭解與認識，它是一本身體動作教育的好書」。

此書輕薄短小、字字珠璣、令人驚豔。書裡的文字猶如冰山之一角，我知道冰山角下有厚實的累積，心想作者要是能多說一點多好。我從這本書開始對亞歷山大技法有了熱切的想像。為了想多瞭解一點亞歷山大技法，找到了彭建翔老師翻譯的《達文西的身體智慧》。這本書非常精采，應該說這本書的作者麥可．蓋伯非常精彩。蓋伯除了精簡扼要介紹了亞歷山大的生平，技法的原理與方法之外，還用了不少篇幅描述自己如何把亞歷山大技法應用於學習雜耍、獨輪車、速記、閱讀，以及唱歌、演講、游泳這些原本讓他害怕的活動。這本書引動了我更強烈的好奇心，想要更深入瞭解亞歷山大技法。於是上網買了《頭頸自由，身心自在》的原著，也就是芭芭拉的第一本著作，也就是美珠老師1997年在美國寫博士論文時就想翻譯的那本好書。收到書的時候，時間的巨輪已經轉到2017年了。

花了一個月的時間讀完《頭頸自由，身心自在》，非常興奮。從2009年進入身心學領域學習，每次到台東上課，課程結束時都會拿到一張結業證書，證書上登記著學習的項目與時間。十年下來，我已經累積了三十幾張的證書！從來沒想過這些證書的作用，但是讀完這本書，突然覺得這些證書彷彿變成了一片片的拼圖，十年來零零碎碎的學習竟然拼出了一幅清楚美麗的圖像！如果說麥可．蓋伯精彩的書寫，激起了我對亞歷山大技法的好奇心，芭芭拉的《頭頸自由，身心自在》則幫助我把過往的學習整理出一片風景！

翻譯琢磨的過程中，仔細反覆閱讀，並整合過去所學用動作一一核對自己的身體地圖，彷彿上了一門十個月的「身體自學課」。結束後，發現在探索與體驗身體動作這方面的信心與能力有了明顯進步，心裡甚感喜悅。

感謝心靈工坊出版社的總編輯桂花願意出版這本書。感謝作者芭芭拉願意接受我來翻譯她的大作，我相信芭芭拉心目中理想的翻譯人選是美珠老師。翻譯期間，每逢對原文無法掌握時，寫信請教芭芭拉，她都立即回覆，即使在聖誕節、新年假期也毫無遲延。

本書翻譯過程中受到許多師友的幫助，第一要感謝台東大學劉美珠老師。美珠老師教學、研究極為繁忙，卻慷慨答應幫我審閱譯稿，有了這顆定心丸，我才敢開始埋頭苦幹下去。還要感謝心靈工坊團隊的努力，尤其感謝編輯許越智用心改稿，改善我的譯文。

翻譯本書之前，我就參加了張郁婷老師在師大教育推廣部開設的亞歷山大課程，體驗亞歷山大技法的團體課程，以及傳統動作程序；郁婷老師的課還激發了我遠赴澳洲進一步體驗亞歷山大技法的想望。此外，我也開始去彭建翔老師的工作室體驗亞歷山大的徒手引導課程，還記得第一次上課時，在彭老師雙手的碰觸下，毫無預期地流下釋放的淚水；之後我真的隻身跑到澳洲墨爾本的亞歷山大技法學校（即彭建翔、張郁婷老師的母校），參加了五天的研習工作坊，接觸不同風格的亞歷山大老師個人課和不同主題的團體課。

粗稿完成後，對自己的譯文相當沒有信心，決定央請老友許琳英幫我除錯。琳英是優秀的兒童文學評論者以及專業翻譯者，我沒有把握她是否有時間幫我這個大忙。彷彿是菩薩化現應許我的祈求，電話中琳英二話不說就答應了。琳英對著原文一一把我的錯誤挑出來，我們一週碰面一次，花一整天的時間討論譯稿。說實在，這一個多月的時間是我翻譯這本書最快樂的時光，不只快樂，我還得到某種療癒。琳英天生有菩薩或天使的德行，她不太會以某種價值（例如英文的好壞、想法的對錯）來評價人，在她面前我可以坦然面對自己譯文的連番錯誤，我可以毫不忌諱或猶豫的說出心裡真正的想法。她沒有深入涉獵身心學，不會有既定的框架或想當然耳的看法，同時她的身心、思想極為靈敏，她提出的一些問題常常讓我一時愣住說不出話來，或是經過一番討論之後，才發現自己想法的僵固。在六十歲的時候，因為翻譯此書求教於琳英，體驗到何謂「如沐春風」，真是善哉！

我也從家人獲得一些助益，先生是翻譯高手，可惜他太忙。倒是有幾次請教兒子，發現兒子對中英文的感受與表達意外的好，所以書裡有幾個讓我驚艷的句子是兒子的貢獻。

這本書在眾人協助之下得以完成，十月埋首譯書的種種雜味，事畢之後疾速飄逝，惟人的煦暖留在心底，長存感念。

■ 重要名詞的翻譯與解釋

在翻譯此書的過程中，有幾個重要英文名詞的中譯改來改去，總是不很滿意，因此在這裡解釋一下譯名背後的曲折。我的譯法只是提供讀者對陌生的外來詞語及概念更多思維的可能。

首先是本書的派別名稱：Alexander Technique。目前現有的出版品多譯為「亞歷山大技巧」，出版社考量到市場流通，所以延用，而我則譯為「亞歷山大技法」。

什麼是Alexander Technique呢？在一般介紹身心學的書籍裡都有很好的定義或解釋。台灣亞歷山大老師彭建翔翻譯了麥可．蓋伯（Michael Gelb）的《達文西的身體智慧》，作者認為「最佳的正式解釋」，應該是美國塔夫斯大學心理研究所法蘭克．瓊斯提出的：「一種藉由克制某些姿勢習慣，來改變僵固的身心反應模式的方法，是一種增強大腦意志控制身體的方法。」簡單說，十九世紀末的澳洲莎士比亞舞台劇演員亞歷山大，對於身心使用有獨樹一幟的研究發現，繼而發展出各種正確使用身心的身體動作訓練，以及訓練心智的方法，除了多種技巧之外，還有理論與方法。

在英文字典裡，technique有三種意思：

① 方法，手段，做某事的方法，使用你發展出來的特別技巧（a

method of doing something using a special skill that you have developed）。

② 技巧、技術，做某個特別活動，尤其是運動或藝術，所需的技巧（the skills needed to do a particular activity, esp. in sport or art）。

③ 技術、技能，把某事做好的能力，這能力通常是經驗和訓練的結果（the ability to do something well, usually as a result of experience and training）

這三組中文的意思有些類似、重疊，不是那麼容易區分它的差別，但英文解釋就比較能看出三者的差別，① 關乎方法，② 關乎技巧，③ 關乎能力。

從以上專家的定義，以及字典的解釋來看，Alexander technique 的technique涵蓋了英文的三種定義。為了避免限制原意，而且與身心學眾多派別已使用的一些「方法」（method）混淆，如費登奎斯方法（Feldenkrais Method）、皮拉提斯方法（Pilates method）魯本菲德同步能量方法（Rubenfeld Synergy Mcthod），因此我採用「技法」一詞。

Primary Control ／首要控制

Primary control是亞歷山大技法裡的重要概念。有「主要控制」、「基礎控制」等譯法，本書基於底下理由譯為「首要控制」。

作者芭芭拉在書裡不只一處強調，這個控制區的控制機制不僅是最重要的，而且這兒的控制或動作必須最先發生，例如描述貓咪躺在地板上起來的動作，以及在〈關於運動〉裡說到，「首要控制是跑步的關鍵因素，首要動作必須確實是最先發生的」。為求慎重，我還用郵電跟芭芭拉做了確認，再三斟酌之下譯為「首要控制」，以兼顧「重要性」與「最先發生」兩個意思。

Downward Pull／向下拉住

在書中主要翻譯為「向下拉住」，有時依上下文譯為「向下壓」、「向下緊縮」或「向下垮」。

Constructive Conscious Control／建設性的意識控制

這也是亞歷山大的核心概念。說實在，這個中文翻譯我起初不太能接受。英文是三個C開頭組成的詞，constructive是英文裡很普通的一個形容詞，中文變成「建設性的」，總覺得在理解上有隔閡，所以我選了constructive英文解釋當中helpful、useful的意思，翻譯成「有益的意識控制」。但是許琳英改稿時認為，譯成「有益的」，會把這個概念扁平化。想想，確實是的，我因為自己不喜歡它，就把它改裝成看起來親切卻失去了準確度。

至於control這個英文字，不管中英文，都讓人有強硬、掌控的意味及感覺，這樣的詞用在身心練習上，我自己是覺得不太舒服。但是這個詞在亞歷山大的時代應該是一個清楚、有效的表達方式。作者對control也有想法，相信讀者在本書一開始就看到她翻英文字典找出一些替代詞彙。雖然目前身心鍛鍊的領域已有更豐富、精準、貼切的用語，但我也不能隨意替換亞歷山大的原始用語，所以最後還是以「建設性的意識控制」定案。

書裡還有一個「建設性」的專有名詞：constructive rest pose（建設性的休息姿勢)。幾年前學到這個姿勢時，真不知該如何用中文說出它的名字，每次說「建設性的休息姿勢」時，都要特別放慢速度，免得舌頭打結。但constructive在這兒有它的作用及好處。constructive和rest有明顯的對比，點出它不是一個普通的休息姿勢，而能指引我們對著名字來思索這個身體姿勢的內涵。這個仰臥屈膝的姿勢我練習了好一段時間之後，才知道它是亞歷山大技法的經典姿勢，也稱為半仰臥姿勢。

Free／「自由」和「放鬆」的取捨

「只有頸部放鬆了，背部才能鬆開。」

「自我評量範例的連續線上，一端是緊繃、一端是放鬆。」

「我們讓肌肉放鬆，骨頭就可以回家休息。」

「學習用延伸和放鬆來回應（緊張、恐懼或憤怒）。」

以上句子的「放鬆」，請讀者代換成「自由」讀讀看覺得有什麼不一樣？

芭芭拉在描述相對於緊繃（tense）的身體狀態時，整本書幾乎都用free這個英文字，我原先主要譯成「放鬆」，就像上面的例句一樣。雖然我對「放鬆」一詞也有隱憂，但覺得「一端是緊繃、一端是放鬆」總比「一端是緊繃、一端是自由」，要容易瞭解和體會些。

芭芭拉在〈如何幫助學員修正身體地圖〉這一章「小心用語」裡，有一小段精彩的描述：「你對學員用P或R這兩個字時，不用我多說，你早就知道會有什麼結果了。如果你用P（posture，姿勢），學員就給你僵挺著身體；如果你用R（relax，放鬆），學員就給你鬆垮下來。」我深有同感。這幾年無論是動作教學或是禪修練習，在學習「放鬆」的過程中，久而久之，常常落入鬆垮的模式而不自覺。芭芭拉基於深刻的教學經驗，用語特別小心，全書只有一個地方用到relax這個字（「頸部自由了，舌頭就能放鬆」，見〈自由的呼吸〉），其餘幾乎全用free（有時會用release，我就譯為「釋放」或「鬆開」）。

因此，最後全盤翻案，所有的free回到「自由」；少處譯為「輕鬆自由」或「自由自在」。

「只有頸部自由了，背部才能鬆開。」

「自我評量範例的連續線上，一端是緊繃、一端是自由。」

「我們讓肌肉自由，骨頭就可以回家休息。」

「學習用延長和自由來回應（緊張、恐懼或憤怒）。」

費了這麼些口沫，不知道原先不習慣「自由」的讀者，現在再讀一次，是否能比較細緻體會「自由」一詞所表達的身心狀態？（還是讀者本來對「自由」就沒問題，是譯者自己太彆扭？）

Rest Relationship ／休息關係

這個詞原先擔心直譯為「休息關係」讀者不容易理解，因而譯為「輕鬆穩定的關係」。但整本書譯完之後，我發現讀者只要認真細讀，愈往下讀會愈清楚rest relationship的意思，因此決定在它第一次出現時意譯和直譯合併，譯為「輕鬆穩定的休息關係」，之後則全部回復單純的直譯「休息關係」。

頭跟脊椎的關係

「頸部肌肉緊繃時，頭跟脊椎的關係是怎麼改變的？」作者在本書第26頁，詳細講解頭頸關係改變時頭部發生的三個動作：頭①被拉到脊椎前面，②比較接近地板，③與此同時頭往後傾。作者把自己的發現與亞歷山大的發現做一比較，認為亞歷山大沒有提到第①頭被拉到脊椎前面，而這會讓學員在修正頭頸關係時，因為頭相應於脊椎整個向後移，就覺得自己好像做錯了。芭芭拉說，學員沒有做錯，是有注意到頭的動作相應於脊椎的關係，而不是僅僅把頭往後移。整段講解完畢之後，芭芭拉不放心的追問讀者：「瞭解我說的嗎？」

看到這裡，可能大多數讀者都會茫然搖搖頭說「不瞭解」，這是正常反應，不需硬要身體從文字裡找答案；甚至可能本來對這個動作有所體驗的人，看著看著，頭頸反而不知如何適從了。其實，不管描述再怎麼精細，讀者很難單單從文字來學習亞歷山大這個頭頸關係的關鍵動作，因此絕大多數的亞歷山大老師都不贊成用看書自學的方式來學習亞歷山大技法。讀者如果有興趣，可以上網尋找有經驗的亞歷山大老師，來體驗這個精細微妙的頭頸關鍵動作。

Body Map ／身體地圖；Body Mapping ／身體構圖

Body map直接譯為「身體地圖」沒有問題，但是map這個字做動詞使用時，中文讓我很費心思。

在英文字典裡，map當動詞時意思有兩種：

① 繪製某處的地圖（to make a map of an area）。

② 定位，找出某物的位置；找出某物各部位的位置（to find the position of something, or find the positions of the parts of something）。

我們容易把書裡map的動詞當成 ① 的意思，但是書裡map的動詞應該是 ② 的意思。為了更加確定這個重要詞彙的意思，我寫信給作者芭芭拉，請她定義body mapping。她說：「用一些方法，例如解剖書、畫圖、自問、觸摸、照鏡子觀察、分析動作以及『建設性的休息姿勢』等，來修正或詳細描述自己身體結構的過程。」（body mapping is the process of correcting or elaborating one's body map by the use of anatomy books, drawing, self-questioning, palpating, observation in a mirror, analysis of other's movement, and constructive rest.）。也就是說，把我們的身體比喻成一張地圖，而這個地圖已經在那兒了，已經有了，只是我們對這個地圖辨識不清，認不出來，或是認錯，body mapping就是要我們利用各種可能的輔助方法，把自己這張身體地圖搞清楚弄明白。

但是在中文裡要怎麼區別出body mapping這個身心探索練習的詞彙呢？劉美珠老師教學時用「身體構圖」來表達這個身心學習的概念與操作方式，是根據深厚的理論與教學經驗來涵蓋英文的body map和 body mapping，也就是說，不拘泥它是名詞或動詞，而把它發展成一個專有名詞。美珠老師的「身體構圖」一詞涵括了概念與操作：「用地圖來比喻身體，使用各種輔具或方法來辨識、確認我們的身體結構，修正我們對身體的錯誤概念，重新建構正確的身體圖像，因而能正確有效率地使用身體。」她教學時都用「身體構圖」，認為學員只要上過「身體構圖」的課程，以後聽到「身體構圖」就知道是怎麼一回事；就如同只要被引導過「身體彩繪」或「身體掃描」，以後聽到「身體彩繪」或「身體掃描」，就知道這個身心活動的概念與操作方法。

和美珠老師討論之後，我就把body map譯為「身體地圖」，以符合芭芭拉在整本書裡用地圖來比喻身體的行文脈絡，而body mapping則譯為「身體構圖」，以延續美珠老師的理論及教學，讓這個詞在華文世界，成為理論及操作方法的共同理解名詞。

Lengthen／延長

最後是書中常常出現的lengthen。這個動詞我不願意譯成「拉長」或「伸長」，擔心讀者一看到「拉長」或「伸長」，就會努力用肌肉做出拉長或伸長的動作。左思右想，最後選了一個自覺最安全的中文：延長。根據這些年學習與教學的經驗，學員（包括我自己）在動作中太容易努力用肌肉拉長、伸長肢體。但是正如芭芭拉在書裡說的：「肌肉的自主動作是可以做出來的，但肌肉的非自主動作必須在容許、准許、合作、鼓勵、誘導之下才會出現」，在我們的努力、用力之下，肌肉反而會緊縮。

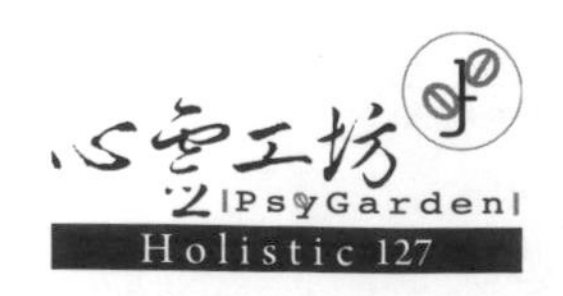

頭頸自由，身心自在：亞歷山大技巧入門

How to Learn the Alexander Technique: A Manual for Students

作者—芭芭拉・康樂伯（Barbara Conable）、威廉・康樂伯（William Conable）
譯者—余麗娜　審閱—劉美珠

出版者—心靈工坊文化事業股份有限公司
發行人—王浩威　總編輯—徐嘉俊
責任編輯—許越智
封面設計 & 內頁排版—張瑜卿
通訊地址—10684 台北市大安區信義路四段 53 巷 8 號 2 樓
郵政劃撥—19546215　戶名—心靈工坊文化事業股份有限公司
電話—02）2702-9186　傳真—02）2702-9286
Email—service@psygarden.com.tw　網址—www.psygarden.com.tw

製版・印刷—彩峰造藝印像股份有限公司
總經銷—大和書報圖書股份有限公司
電話—02）8990-2588　傳真—02）2290-1658
通訊地址—248 新北市新莊區五工五路二號
初版一刷—2018 年 08 月　初版六刷—2024 年 06 月
ISBN—978-986-357-123-0　定價—420 元
How to Learn the Alexander Technique: A Manual for Students
By Barbara Conable, William Conable
First published by Andover Press, Oregon, 1991.

國家圖書館出版品預行編目資料

頭頸自由，身心自在：亞歷山大技巧入門
芭芭拉・康樂伯（Barbara Conable）、威廉・康樂伯（William Conable）著；余麗娜譯.
---初版. ---臺北市：心靈工坊文化, 2018.08
面；公分. ---（Holistic；127）
譯自：How to learn the Alexander technique : a manual for students
ISBN 978-986-357-123-0（平裝）
1.姿勢 2.健康法

411.75　　107008623